Enit Reuber

Schwester, ich muss mal!

AF219385

Enit Reuber

Schwester, ich muss mal!

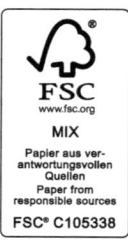

Enit Reuber, Zweite Auflage 2018
Bildnachweis: fotolia caraman
Lektorat und Satz: Premieren-Verlag, Rothenburg
ISBN: 9783752804089

Herstellung und Verlag: BoD- Books on Demand, Norderstedt

„Ich habe dich schon immer geliebt!"
Selig sinkt die blonde Schönheit in die starken Arme ihres attraktiven Gegenübers. Er drückt sie zärtlich an sich und küsst sanft ihre Schläfen, bevor die Zwei sich auf ein weißes Pferd schwingen und in den Sonnenuntergang reiten können, tue ich das einzig Richtige:
Ich schalte den Fernseher aus.
Wer schreibt solche Drehbücher? Und welcher Regisseur kommt auf die Idee, dass irgend jemand so etwas Unrealistisches sehen will? Zumindest meine Realität unterscheidet sich grundlegend von solchen Seifenopern, was unter anderem daran liegen könnte, dass ich zwar blond, aber keine Schönheit bin. Da wo ich lebe, sind Sonnenuntergänge in der Regel verregnet und Pferde wurden bereits vor Jahrzehnten von umweltfeindlichen und praktischen Fortbewegungsmitteln abgelöst.
Überhaupt wird es Sie wahrscheinlich nicht überraschen, wenn ich Ihnen mitteile, dass ich schon häufiger feststellen durfte, wie weit die Welt des Fernsehens und das wahre Leben auseinander liegen. Und glauben Sie mir, ich kann das wirklich beurteilen.
Ich bin nämlich Krankenschwester!
Laut Fernsehprogramm organisiere ich also das Privatleben meiner Patienten, indem ich in meiner Freizeit ihre Kinder vom Drogenmissbrauch abhalte oder ihre zerrüttete Ehe rette. Des Weiteren habe ich eine Affäre mit meinem gut aussehenden Oberarzt, der sich aus Liebe zu mir seit Neuestem die Augenbrauen zupft. Ich arbeite gleichzeitig im OP, auf Intensivstation und im Kreißsaal und die Mitarbeiter des Krankenhauses sind wie eine große, glückliche Familie.
Mein Dasein ist erfüllt, ich bin immer gut gelaunt und ohne mich würde die ganze Klinik zusammenbrechen.

Bis auf die Tatsache, dass der Einzelne (mich eingeschlossen) gerne denkt, dass ohne ihn alles im Chaos versinken würde, stimmt nichts davon. In Wahrheit sind Krankenschwestern gereizt oder genervt und sie interessieren sich mehr für das Paarungsverhalten von Bettpfannen, als für das Privatleben ihrer Patienten.

Natürlich ist mir klar, dass eine realistische Verfilmung des wirklichen Krankenhausalltags entweder eine traumatische oder einschläfernde Wirkung auf den Zuschauer hätte. Oder würden Sie einen zehnminütigen Werbeblock über sich ergehen lassen, um unter keinen Umständen zu verpassen, wie Doktor Müller eine Pulskontrolle durchführt, um herauszufinden, ob selbiger rhythmisch ist? Oder wollen Sie wirklich wissen, wie unvorteilhaft auch die schönste Frau auf dem OP-Tisch aussieht? Erschwerend hinzu kommt, dass der durchschnittliche Mediziner sterbenslangweilig ist und nicht mal weiß, dass man das Gestrüpp oberhalb der Augen mittels einer Pinzette zurechtstutzen kann.

Die Besetzung der Hauptcharaktere müsste man also grundsätzlich überdenken. Tatsächlich gibt es nämlich kein geltendes Gesetz, das besagt, dass ein Arzt einem gewissen äußeren Standard entsprechen muss. Diese Erkenntnis hat mich persönlich sehr überrascht und ich habe kurzfristig überlegt, diverse Fernsehsender zu verklagen. Leider bin ich nicht rechtschutzversichert. Ein Zustand, den ich unbedingt beheben muss, weil ich immer häufiger das intensive Verlangen verspüre, die halbe Welt auf die Anklagebank zu zitieren. Das fängt schon beim Postboten an, der mir zu viele Rechnungen und zu wenig private Briefe aushändigt.

Leider ahnte ich unmittelbar nach dem Abitur noch nichts von meinem Juristenherz, sonst hätte ich zweifelsohne eine andere berufliche Laufbahn eingeschlagen. Ich gebe zwar gerne zu, dass die Rechtswissenschaft ein eher trockenes Gebiet ist, aber das BGB auswendig zu lernen, ist bestimmt einfacher, als im Krankenhaus einen Mann zu finden. Außerdem, liebe Drehbuchautoren, wer sagt denn bitte, dass es das erklärte Lebensziel einer jeden Kranken-schwester ist, Arztgattin zu werden? Wer will schon mit jemandem verheiratet sein, der von einem verlangen kann, dass man wildfremden Menschen Einläufe verabreicht? Beziehungen am Arbeitsplatz sind in jeder Branche höchst kompliziert und der einzige Vorteil ist, dass man mit Sicherheit weiß, dass der andere einen Job hat.

So verzweifelt, dass ich mich von einem Mediziner zum Traualtar schleppen lasse, bin ich also noch nicht, auch wenn es mir an potentiellen Ehemännern jeglicher Berufsgruppen mangelt. Genau genommen gibt es nicht mal das kleinste bisschen Mann in meinem Leben. Mit anderen Worten, ich bin Single. Ein durchaus glückliches Exemplar dieser Gattung.

Das habe ich mir zumindest in jahrelanger Kleinarbeit erfolgreich eingeredet und meistens glaube ich das auch. Ich gehöre zwar nicht zu den Superfrauen, die Zündkerzen wechseln oder Parkett verlegen können, aber mit einer 25 Watt-Glühbirne nehme ich es mit Bravour alleine auf!

Nachdem ich entdeckt habe, dass man mit Alleskleber wirklich ALLES kleben kann, ist mein Leben sehr viel leichter geworden.

Darüber hinaus bin ich stolzer Besitzer eines großen Freundeskreises und einer netten, vorzeigbaren Familie. Meine Kindheit kann man durchaus als unbeschwert bezeichnen. Ich wurde nie an einer Autobahnraststätte vergessen und musste auf keiner „stillen Treppe" über mein Verhalten nachdenken. Meine kleine Schwester hat zwar einmal versucht, mich gegen ein Puppenhaus einzutauschen, aber da der Deal nicht zustande kam, kann man auch hier nicht von einem ernsthaften Kindheitstrauma sprechen.

Abgesehen davon, dass ich als Kind kein Pony haben durfte, werfe ich meinen Eltern eigentlich nur vor, dass sie mich zu spät, nämlich im letzten Jahrhundert, gezeugt haben. In meiner Phantasie hätte ich nämlich eine exzellente, feine Dame des Mittelalters abgegeben. Ich wäre stolze Mutter von fünf niedlichen Kindern und mein Mann, der edle Ritter Kunibert, würde für das Wohl von Frau, Nachwuchs und Königreich kämpfen. Ich bin fest davon überzeugt, dass es damals viel leichter war, den passenden Mann zu finden, was wohl daran liegt, dass man schon versprochen war, bevor man laufen konnte.

Das Ganze hat natürlich auch eine Kehrseite: Mit meinen 28 Jahren wäre ich im Mittelalter schon eine alte, zahnlose Frau und Kunibert würde sich mit der schönen Küchenmagd vergnügen. Abgesehen davon gab es damals weder Kaffee noch Einkaufsmeilen und das sind eindeutige Argumente für das 21. Jahrhundert!

Mein engerer Freundeskreis besteht aus vier Mädels, die alle in ausgefüllten Beziehungen leben. Vier Pärchen bedeuten acht eklig zufriedene, ausgeglichene Personen, die mir regelmäßig demonstrieren, wie schön das Leben zu zweit sein kann. Aber damit nicht genug: Meine Schwester ist gerade aus der elterlichen Wohnung aus- und bei ihrem Liebsten eingezogen. Meine Nachbarin lässt, den dünnen Wänden sei Dank, keine Zweifel an ihrem turbulenten Sexleben aufkommen und im Kollegenkreis sind alle glücklich liiert. Sogar unser Zivi, der weniger IQ, als ein verbranntes Toastbrot hat und mit seinen fettigen Haaren eher als schwer vermittelbar gilt, hat eine Freundin. Natürlich bin ich froh, dass ich meine Lieben gut aufgehoben weiß, aber spätestens bei meinem Ex-Freund hat die Großherzigkeit ein Ende! Daniel ist mit seiner jetzigen Schnecke länger zusammen, als von mir getrennt. Mit den Worten: „Baby, da müssen wir jetzt durch", beendete er unsere zweijährige Beziehung. Während seine Klamotten dramatisch aus dem Fenster flogen, hörte ich endgültig auf, an Gerechtigkeit zu glauben.

In meinem gesamten Umfeld befinden sich also Menschen, die in harmonischen, erfüllten Partnerschaften leben und ich bin die Einzige, die aus der Reihe tanzt.

Das setzt mich echt unter Leistungsdruck und nicht selten muss ich mir die Frage gefallen lassen, ob ich nicht einfach zu wählerisch sei. Eigentlich eine Unverschämtheit, denn meiner Meinung nach ist meine Anspruchshaltung eher gering.

Oder ist es wirklich zu viel verlangt, dass ich von meinem Zukünftigen erwarte, dass er lesen kann und weiß, dass Europa kein Land, sondern ein Kontinent ist? Oder dass ihm bekannt ist, wie man Besteck benutzt und dass eine Frau niemals genug Handtaschen besitzt? Dass jemand mit Anfang 30 nicht mehr bei seiner Mutter wohnt und einer geregelten, legalen Arbeit nachgeht? Ich will ja nicht überheblich erscheinen, aber mit weniger kann ich mich beim besten Willen nicht zufriedengeben.

Kommen wir zu der oberflächlichen Beschreibung meiner Person.

Mein äußeres Erscheinungsbild ist zwar nicht außergewöhnlich, aber zumindest errege ich kein Mitleid. Soweit mir bekannt ist, sind meine Organe und Gliedmaßen vollständig und mein Geisteszustand reicht aus, um ohne gesetzlichen Betreuer leben zu dürfen.

Hätte ich bei meiner Entstehung ein Mitspracherecht gehabt, könnte ich mich Ihnen nun als dunkelhäutig, langbeinig und exotisch beschreiben. Aber so ist es ja immer, wenn man Locken hat, will man glatte Haare, kleine Menschen wären gerne groß und Modells würden gerne etwas hässlicher sein, damit man ihre inneren Werte mehr beachtet. Nee, is völlig klar!

Ich dagegen besitze so viele Problemzonen, dass meine Umwelt durchaus meinen Charakter wahrnimmt. Meine zu kurzen Beine täuschen nicht über mein zwanghaftes Verhalten hinweg und kein wallendes Haar lenkt von der mangelnden Allgemeinbildung in Puncto Politik ab. Erschwerend hinzu kommt, dass sich an meinen Hüften und Oberschenkeln glückliche Fettmoleküle eingenistet haben, die sich, auch durch intensive Gewaltandrohungen, nicht verscheuchen lassen. Ich bleibe meinen Mitmenschen also nicht als die große, kluge Frau mit Superfigur in Erinnerung, sondern eher als die kleine, blonde Krankenschwester, die lustigerweise genauso heißt wie die Fernsehfigur. Na ja, es hätte schlimmer kommen können! Immerhin bin ich nicht nach der Stadt benannt worden, in der ich gezeugt wurde oder nach einer kalorienarmen Obstsorte!

Das einzig Besondere an mir sind meine blauen Augen, auf die ich sehr stolz bin, obwohl ich sie natürlich nicht selbst kreiert habe. Man sagt ja, die Augen seien der Spiegel zur Seele und das ist der Grund, warum ich niemals die Netzhaut meiner Augen spenden würde. Ich fände es nicht schlimm, wenn jemand im Falle meines dramatischen Ablebens Verwendung für meine angegriffene Leber oder mein geschundenes Herz hätte, aber die Vorstellung, dass ein anderer Mensch mit meinen Augen flirtet (und das sicher erfolgreicher als ich es vermag), passt mir gar nicht! Glücklicherweise steht die Aufteilung meiner Eingeweide zurzeit nicht zur Debatte.

Laut der Kontaktanzeige, die ich vor einem halben Jahr auf intensives Drängen meiner Freunde geschaltet habe, bin ich witzig, warmherzig und hilfsbereit. Es gab zwar eine große Diskussion über die Frage, wie ehrlich so eine Anzeige sein sollte, aber ich konnte mich erfolgreich gegen die Mehrheit durchsetzen. Wer schreibt schon einer Person, die sich mit Eigenschaften wie zickig, kaufsüchtig und neurotisch brüstet? Außer einer Serie furchtbarer Dates und Hausverbot in meinem Lieblingseinrichtungsladen hat diese Aktion übrigens nichts gebracht, aber dazu später.

Auch wenn ich im Großen und Ganzen mit meinem Leben zufrieden bin, vermisse ich dennoch den verständnisvollen Partner an meiner Seite, der mich in den Arm nimmt, wenn wieder alle gemein zu mir sind oder meine Favoritin bei

Popstars rausfliegt. Leider steht nirgendwo geschrieben, dass das Leben verpflichtet ist, fair zu sein und jedem Menschen das gleiche Maß an Beziehungsidylle zusteht. Wenn dem so wäre, würde ich als Erste bei der zuständigen Behörde aufkreuzen, um mir dort mein rechtmäßiges Liebesglück einzufordern. Die hilfsbereite Sachbearbeiterin würde sich dann überschwänglich für die fehlerhafte Bearbeitung entschuldigen, das Missverständnis beheben und ich würde großzügig davon absehen, sie zu verklagen.

Aber alles Jammern hilft nicht und kluge Menschen behaupten ja immer, man soll nicht krampfhaft nach der Liebe suchen und das große Glück würde sich schon von ganz alleine einstellen. Also habe ich aufgehört, jeden Mann, der mir begegnet, auf seine Beziehungstauglichkeit abzuchecken.

Zumindest versuche ich das.

Abgesehen davon, habe ich im Moment sowieso keine Zeit dafür. Ich stecke nämlich mitten in den Hochzeitsvorbereitungen! Naheliegenderweise heirate ich nicht selber, sondern meine beste Freundin Nina. Die, die noch vor vier Jahren steif und fest behauptet hat, dass sie niemals heiraten werde, weil die Herren der Schöpfung doch eh alle gleich, böse und gemein seien! Sie vertrat die Ansicht, dass nur gefesselte Männer vertrauenswürdig und dies auch die einzige artgerechte Haltung sei.

Wahrscheinlich ist sie entführt und einer Gehirnwäsche unterzogen worden, denn sie hat ihre Meinung grundlegend geändert. Nina ist das genaue Gegenteil von mir. Wenn man davon absieht, dass sie auch unglaublich liebenswert ist und nicht kochen kann, ohne dass alles anbrennt. Sie weiß genau, was sie will, ich hingegen nie, bin aber immer wild entschlossen, es zu bekommen. Nina hat einen grünen Daumen und noch Geld auf dem Konto, während ich schon den übernächsten Lohn ausgebe. Sie spricht ihre Muttersprache Italienisch fließend und gewinnt jede Partie

11

Monopoly. Nina kennt alle europäischen Mitgliedsstaaten auswendig und nach vierzehn Kölsch kann sie noch Lambada tanzen, während ich in irgendeiner Ecke liege. Sie muss nicht jede neue Jeans beim Änderungsschneider kürzen lassen und auch ihr Zukünftiger passt wie angegossen.

Leider darf man auf die beste Freundin nicht neidisch sein, und wenn diese beschließt, den heiligen Bund der Ehe einzugehen, gilt es tatkräftig Unterstützung zu leisten, anstatt in Selbstmitleid zu versinken. Außerdem freue ich mich wirklich für meine Süße, die im Brautkleid übrigens so bezaubernd aussieht, dass ich bei ihrem Anblick kurzfristig überlegt habe, sie selbst zu heiraten.

So eine Hochzeit bedeutet jedenfalls verdammt viel Stress und als Trauzeugin hat man die besondere Ehre, einen Teil der anfallenden Arbeit erledigen zu dürfen. Aus diesem Grund ruft Nina mich in regelmäßigen Abständen zu Krisensitzungen, in denen Fragen wie „Sind rosa Blumen zu kitschig?", oder „Wie soll ich das alles auf die Reihe kriegen?", ausdiskutiert werden.

Voller Elan schwinge ich mich also vom Sofa, ziehe mir eine warme Jacke an und wage mich in das nasskalte Märzwetter. Bei der Witterung werden meine neuen Sommerkleidchen wohl noch eine Weile auf ihre glamouröse Einführung in die Gesellschaft warten müssen. Wo ist nur die globale Klimaerwärmung, von der immer alle sprechen, wenn man sie braucht? Auf halbem Wege zu meinem Auto werde ich, wie üblich, von Zwangsneurosen eingeholt: Sind die Fenster zu, die Haustür wirklich abgeschlossen und der Herd ausgestellt? Kurz überlege ich, den Rückzug anzutreten, um mich vom intakten Zustand meiner Wohnung zu überzeugen, entscheide mich aber dagegen. Wie immer bin ich spät dran und ich versuche stattdessen mit logischen, psychologischen Gedankengängen mein Unterbewusstsein auszutricksen: Warum sollte ich bei minus vier Grad die Fenster länger als 2,5

Sekunden öffnen? Gekocht habe ich schon mindestens eine Woche nicht mehr und die Haustür habe ich noch nie offen vorgefunden. Aber was ist mit der Heizung? Ich kann mich wirklich nicht entsinnen, sie abgestellt zu haben. Wenn die Fenster jetzt doch nicht zu sind? Was da alles passieren kann! Also, eigentlich fällt mir außer einer immensen Rechnung nichts ein. Aber ich halte dies für ein gutes Argument und eile zurück, nur um festzustellen, dass alles seine Richtigkeit hat. Memo an mich: Dringend etwas gegen dieses zwanghafte Verhalten unternehmen!

Mein kleiner Corsa (der auf den ungewöhnlichen Namen ÖMES hört) begrüßt mich mit einem Strafzettel, aber wenigstens ist er nicht abgeschleppt worden (Ich könnte meine neue Handtasche darauf verwetten, dass das Schild, welches heute für jedermann sichtbar auf das absolute Halteverbot hinweist, gestern noch nicht da stand). Ich schlängle mich durch den Bonner Berufsverkehr und wie üblich stockt dieser an der Museumsmeile. Was natürlich nur daran liegt, dass außer mir wieder keiner fahren kann. Ich verfluche die Straßenbahn und alle anderen Autofahrer. Kennen Sie jemanden, der ein Kraftfahrzeug führen kann, ohne dabei leidenschaftlich zu schimpfen? Ich kann es nicht, und wenn ich mich in der seltenen, glücklichen Lage befinde, eine freie Straße vor mir zu haben, bin ich völlig verwirrt und vergesse fast das Weiterfahren.

Rekordverdächtige 17,5 Minuten später stürme ich unser Stammcafé in der Innenstadt und begrüße die zukünftige Braut. Nina wirft einen vorwurfsvollen Blick auf ihre Uhr. Zum Glück habe ich eine kreative Ausrede parat, die meine Verspätung plausibel erklärt. Detailliert schildere ich meiner besten Freundin, wie ich mit der rechten Hand den Regional-Express vor der Entgleisung bewahre, während meine linke eine alte Dame sicher über die Straße geleitet. Nina schaut mich aus großen Augen an und fängt urplötzlich an zu weinen. Na, so schlecht war meine Geschichte auch wieder nicht! Doch mein angeborener

Instinkt sagt mir, dass sie wohl nicht wegen meiner farbenfrohen Erzählungen so deprimiert ist. Nina ist nicht der Typ Frau, der schnell heult. Nachdem sie die Pubertät erfolgreich abgeschlossen hat, habe ich sie nur einmal weinen sehen und das war bei dieser rührenden Szene in „Tatsächlich Liebe", wo der Typ mit den Schildern vor der Haustür seiner Angebeteten steht und ihr die wohl schönste Liebeserklärung aller Zeiten macht. Ich bin also verständlicherweise irritiert und nach intensivem Drängen, erzählt meine Süße zögernd und unter Schluchzen, was sie veranlasst, in der Öffentlichkeit einen filmreifen Heulanfall hinzulegen.

Anfangs verstehe ich nur einzelne Worte von dem leisen Redeschwall, der mir entgegenschlägt. Satzfetzen wie „zu jung" und „endgültig" dringen aus dem Geschniefe an mein Ohr und dann begreife auch ich die Hauptinformation. Eine Spur zu heftig frage ich: „Soll das heißen, dass du nicht weißt, ob du Paul heiraten sollst?!" Nina nickt zerknirscht. Ich weiß nicht, was ich sagen soll. Ein Zustand der, wie Sie sich sicher schon gedacht haben, nicht alltäglich ist.

Paul ist das, was man gemeinhin als den „Top-Schuss" bezeichnet. Nina und ich lernten ihn auf einer Zugfahrt von Hamburg nach Bonn kennen. Wir hatten den Jahreswechsel bei unserer gemeinsamen Freundin Biene verbracht, die damals in der Hansestadt Jura studierte. Die vier Tage Kurzurlaub waren viel zu schnell vorbei und noch bevor wir alle Hamburger Boutiquen plündern konnten, saßen wir auch schon im ICE Richtung Heimat. Zu meinem Leidwesen reisten wir im Nichtraucherabteil. (Ja, wo ist sie nur hin, die gute, alte Zeit, als die Bahn noch ein Herz für Raucher hatte?!)

Trotz Ninas Protest nahm ich in regelmäßigen Abständen den Weg von Wagenabteil B zu F auf mich, um dort genüsslich meine Sucht zu befriedigen. Schließlich handelt es sich nicht um eine Kurzstrecke, wo man sich mal eben

14

zusammenreißen kann und ich persönlich stolpere ja gerne über Gepäckstücke, Mitreisende oder wilde Tiere.

Als ich von einer dieser Expeditionen zurückkam, unterhielt sich Nina angeregt mit dem jungen Mann, den sie heute als ihren Verlobten bezeichnet. Die Zwei beachteten mich gar nicht und da meine Person gerade nicht gefragt war, nutzte ich die Zeit sinnvoll und schlief ein. Hätte ich damals schon gewusst, dass ich Jahre später eine lustige Hochzeitsrede über diese Begegnung halten soll, hätte ich natürlich interessiert gelauscht und mir Notizen gemacht.

Paul stieg in Köln aus und Nina weckte mich unsanft. Die verbleibende Reisezeit verbrachten wir mit einem sehr sinnvollen Gespräch, welches sich ungefähr so anhörte:

„Hast du meinen Schlüssel gesehen, ich glaube, er liegt noch auf Bienes Schrank."

„Er ist so niedlich. Diese Augen!"

„Mh ja, er hatte gleich zwei davon. Verrückte Sache! Weißt du, wo mein Haustürschlüssel ist?"

„Ja und ist dir dieses Grübchen aufgefallen? Dass so ein toller Mann noch frei rumläuft! Ob er sich wohl meldet?"

„Nina, schau mal, draußen tanzt ein kleiner, rosa Elefant Samba."

„Ja schön. Glaubst du, er ruft an?"

„Mein Schlüssel?"

„Paul! Meinst du, er ruft an?"

Mein Schlüssel blieb auf ewig verschollen, sehr zur Freude des Schlüsseldienstes. Aber er rief an. Entgegen aller Regeln noch am gleichen Abend. Jeder, der ein bisschen Ahnung hat, weiß doch, dass man sich unter gar keinen Umständen so aufdringlich verhalten darf. Man muss die Spannung langsam aufbauen und den Anderen etwas zappeln lassen! Paul und Nina straften die ganzen Singleleitsätze, an die ich seit meinem 13. Lebensjahr fest glaube, Lügen. Die beiden sind auch trotz des verfrühten Anrufes das perfekte Paar.

Paul ist der Erste von Ninas Lovern, den ich sympathisch finde. Ich mochte ihre Typen nie, weil sie entweder

15

arrogant oder selbstverliebt waren. Im Gegenzug bezeichnete Nina meine als oberflächlich und dumm. Paul ist anders. Er ist hilfsbereit, freundlich und das Beste an ihm ist, dass er Nina auf Händen trägt, egal wo sie hinwill. Wenn sie mal Unrecht hat, tut er so, als hätte er es nicht bemerkt und wenn sie das Essen anbrennen lässt, isst er es trotzdem und verzieht dabei keine Miene, weil er weiß, wie traurig sie sonst ist.

Als mir die Zwei von ihrer Verlobung erzählten und mich somit in ihre Hochzeitspläne einweihten, war ich so aufgeregt, als hätte dieser kitschige Heiratsantrag mir gegolten. Paul hatte Nina eine Reise nach Hamburg geschenkt und im Zug, wo ja alles begonnen hatte, um ihre Hand angehalten. Ich war zwar etwas beleidigt, dass ich zu diesem wichtigen Ereignis nicht eingeladen worden war, hatte dann aber doch Verständnis für die Zweisamkeit, die ein solcher Augenblick erfordert.

Inzwischen ist die Romantik in dem ganzen Vorberei-tungsstress etwas untergegangen, aber es sind ja auch nur noch acht Wochen bis zum großen Tag. Das Hochzeitskleid ist gekauft und geändert, die Ringe graviert, die Gäste eingeladen, die Flitterwochen gebucht und der Junggesellenabschied vorbereitet. Nicht auszudenken, was es bedeuten würde, alles wieder abzusagen! Außerdem habe ich mich schon so auf das erlesene Buffet und den Schampus gefreut.

Ich beschließe, das Problem entgegen meiner Natur systematisch anzugehen und frage das schniefende Etwas, ob es einen konkreten Grund für seine Unsicherheit gibt. Traurig schüttelt sie den Kopf und ich stelle die entscheidende Frage: „Liebst du Paul noch?" Daraufhin bricht Nina in einen erneuten Heulkrampf aus und hilflos rühre ich in meinem Latte macchiato. „Aber irgendetwas muss doch passiert sein?" „Ich weiß es doch auch nicht", krächzt Nina unter Tränen. Was soll ich denn jetzt tun? Ich bin mit der Situation völlig überfordert und resigniert murmel ich: „Dann blasen wir das Ganze eben ab!" Nina hört schlagartig auf zu weinen und wütend keift sie in meine Richtung: „Du spinnst wohl!" Langsam kommen mir ernsthafte Zweifel an Ninas Geisteszustand. Vielleicht hat sie einen Schlag auf den Kopf bekommen oder ihr Gehirn ist von einem gefährlichen Virus angegriffen worden. „Aber du hast doch gerade gesagt, dass du dir unsicher bist. Vielleicht solltest du mit Paul darüber sprechen und..." Nina unterbricht mich mit den Worten: „Natürlich werde ich heiraten und wenn dir das nicht passt, musst du ja nicht kommen!" Nun wird mir alles klar! Ein Alien hat Besitz vom Körper meiner Freundin ergriffen! Ich teile der außerirdischen Lebensform mit, dass ich sie durchschaut habe und dass ich, notfalls mit Gewalt, um Ninas Seele kämpfen werde. Diese findet das gar nicht witzig und bezeichnet mich als unsensibel und gemein. Das Alien und ich schauen uns böse an und dann müssen wir beide lachen. „Klassischer Fall von *kalten Füßen*", weiß der grauhaarige Mann am Nachbartisch zu berichten, „völlig normal!"

„Ich glaube, hier kann ich mich nie wieder rein trauen", flüstert Nina zerknirscht. Ich denke, dass sie Recht hat, schüttele aber entschieden den Kopf: „Mach dir keine Gedanken, Süße. Ich muss jetzt in die Klinik. Nachtdienst." Es gefällt mir gar nicht, Nina in der jetzigen Situation alleine zu lassen, aber schließlich kann ich nicht riskieren, meinen Job zu verlieren. Wie sollte ich sonst meine Miete und die unverschämt hohen Psychiaterhonorare bezahlen? Ich befinde mich zwar noch nicht in Behandlung, aber in einigen Jahren wird mir sicher ein Arzt meine gesamten Ersparnisse abknöpfen, um mir dann eine Therapieresistenz zu bescheinigen.

Bevor ich gehen darf, muss ich hoch und heilig versprechen, keiner Menschenseele von unserem Gespräch zu erzählen. Ich halte das zwar für unrealistisch, weil das ganze Café Ninas Anfall mitbekommen hat, gelobe aber trotzdem Stillschweigen.

Auf dem Weg zum Krankenhaus denke ich normalerweise angestrengt darüber nach, ob mir, quasi in letzter Minute, ein Grund einfällt, um nicht zum Dienst zu müssen. So was wie spontane Amnesie oder Tollwut. Heute jedoch drehen sich meine Gedanken um Paul und Nina. Was, wenn es keine „kalten Füße", sondern „Siebenmeilenstiefel" sind? Ich bin so vertieft in diese Problematik, dass ich vergesse, den Pförtner zu grüßen. Mist, das rächt sich bestimmt. In einem Krankenhaus ist es total wichtig, zu den richtigen Leuten freundlich zu sein, sonst fallen sie einem bei der nächsten Gelegenheit völlig unerwartet in den Rücken. Da wäre zum Beispiel das freundliche Küchenfachpersonal. Wenn man bei denen auf der Abschussliste steht, hat man wirklich nichts mehr zu lachen. Da bekommt man entweder nur für die Hälfte der Patienten Essen geliefert, oder die Mahlzeiten sind kalt. Im ersten Fall muss man um weiteres Essen betteln, im zweiten jedes Einzelne in die Mikrowelle schmeißen. Beides bringt natürlich den geregelten Ablauf durcheinander und kostet wertvolle Zeit. Differenzen mit dem Pförtner können dazu führen, dass Privatgespräche nicht durchgestellt werden. Streit mit der Wäscherei bedeutet, dass man eine Woche in dem gleichen, blut- und kaffeeverschmierten Kittel arbeiten darf und was die Röntgenabteilung mit unliebsamen Kollegen macht, erzähle ich Ihnen am besten erst gar nicht. Nur so viel, ich finde den Gedanken mit Kettensägen zu jonglieren verlockender, als mich freiwillig mit einem Röntgen-mitarbeiter anzulegen.
Ich arbeite auf einer Unfallchirurgischen Allgemeinstation. Das ist insofern ganz angenehm, weil es relativ abwechslungsreich ist und die Patienten in der Regel nicht schlimm krank sind (auch wenn der Durchschnittspatient natürlich denkt, dass die Fraktur seines kleinen Fingers

lebensbedrohlich sei). Mein „Patientengut" erstreckt sich über Teenager, die sich beim Inlineskaten am Rheinufer den Fuß verdrehen bis hin zu Omis, die sich nachts um drei beim Streuen der Einfahrt die Hüfte brechen.

Ich trete also, wie immer hoch motiviert, meinen Nachtdienst an. Eigentlich mag ich Nachtschichten. Es hat schon etwas für sich, wenn man alleine arbeitet. Ein großer Vorteil ist, dass man sein eigener Chef ist und ich persönlich finde mich als Chef großartig! Ich schreie mich nicht an, bin verständnisvoll und die Kommunikation zwischen meinem Chef-Ich und dem Arbeiter-Ich klappt super. Das Ergebnis dieses positiven Klimas ist eine gut organisierte und ausgeglichene Steffi. Kommunikation und Organisation sind in einem Chaosbetrieb wie einem Krankenhaus alles! Ist schon blöd, wenn ein Patient versehentlich zweimal der Morgenhygiene unterzogen wird, während ein vermeintlich Gewaschener vergeblich wartet.

Toll finde ich auch, dass nachts keine Auszubildenden über Station huschen und Panik verbreiten. Unsere Schüler glänzen gerne mit taktvollen Fragen wie „Ist das normal, dass da so fiese, gelb-grüne Flüssigkeit aus der Wunde läuft?" oder „Ist diese Patientin jetzt adipös?" Beide Fragen führen in der Regel zu einer gelb-grünen Gesichtsfarbe des betreffenden Patienten und das ist mit absoluter Sicherheit nicht normal.

Das Beunruhigende an Nachtdiensten ist, dass Menschen, die tagsüber völlig normal sind, plötzlich auf die merkwürdigsten Ideen kommen. Da diskutiert man um halb zwei mit einem Industriekaufmann, ob es möglich wäre, den Oberarzt zu sprechen, um sich bei diesem für die geglückte Operation zu bedanken oder ob es gerechtfertigt sei, seinen Mitpatienten umzubringen, weil dieser schnarcht. Natürlich ist weder das eine noch das andere realisierbar und ich weiß nicht, ob ich mehr Angst vor einem Mordprozess oder vor einem cholerischen Oberarzt habe.

Meine Kollegin Maike macht mir eine kurze Übergabe, die sich sehr positiv auf meinen Gemütszustand auswirkt. Sie teilt mir mit, dass vier Betten nicht belegt sind und wir somit nur 16 Patienten haben. Juhu! Das bedeutet 1/5 weniger Arbeit. Zumindest theoretisch, denn natürlich besteht die Gefahr, dass im Laufe der Nacht jemand Anspruch auf eines dieser Betten erhebt. Außerdem reicht nur ein desorientierter Patient aus, um eine Pflegekraft die ganze Nacht auf Trab zu halten.

Nach dem unvermeidlichen Informationsaustausch über die aktuell zu betreuenden Personen, berichtet Maike stolz von den neuesten Entwicklungen in ihrem Liebesleben, Ich mache an den richtigen Stellen „ah" oder „oh" und bin dankbar, als sie sich verabschiedet. Endlich kann ich mit meinem Abendrundgang beginnen. Das ist so etwas wie die letzte Servicerunde des Tages. Ich gehe in jedes Zimmer und befasse mich mit den alltäglichen Problemen der Leute. Ich verteile großzügig Schlaf- und Schmerzmedikamente, begleite Immobilien zum WC und schlichte Streitgespräche. Das ist übrigens ein großer Teil meiner Arbeit: erwachsene Menschen, die sich nicht einigen können, ob das Fenster über Nacht geöffnet oder geschlossen werden soll, wann der Fernseher ausgeschaltet werden muss und ob der Bettnachbar wirklich mehrmals in der Nacht die Toilette aufsuchen darf. Man sollte mal eine Studie zu dem Thema machen, warum Menschen dazu neigen sich wie Kindergartenkinder aufzuführen, sobald sie diverse Körperteile in einem Gips tragen. Ein weiteres tiefenpsychologisches Phänomen ist meiner Meinung nach die anscheinend magische Anziehungskraft, die der rote Knopf (besser bekannt als Klingel) bei Patienten aller Altersklassen auslöst. Ich habe Kranke betreut, bei denen ich mir ernsthaft Sorgen um die Abnutzung ihrer Fingerkuppen gemacht habe. Realistisch betrachtet müssten schließlich Verschleißerscheinungen auftreten, wenn man den ganzen Tag auf einem bestimmten Punkt herumdrückt.

Mein persönlicher Lieblingssatz ist: „Schwester, ich habe nicht geschellt, aber wo sie schon mal hier sind..."

Zwei Stunden später habe ich den „Kundenbetreuungsdienst" erfolgreich absolviert und beginne mit der Königsdisziplin: Dem Richten der Tabletten.

Der Durchschnittspatient nimmt schätzungsweise zehn verschiedene Medikamente ein, von denen unsere Apotheke höchstens zwei führt. Das bedeutet für die betroffene Schwester, dass sie so manche Stunde vor dem Computer verbringt, um Vergleichspräparate zu finden. Diese haben dann zwar den gleichen Wirkstoff und sind somit identisch, da sie aber anders aussehen, verweigern die Patienten die Einnahme. Irgendwie verständlich, denn der Mensch an sich fürchtet sich ja vor Veränderungen und wenn man seit zwanzig Jahren runde Tabletten nimmt, kann man ja nicht plötzlich auf eckige umsteigen! Jetzt ist es aber nicht sehr sinnvoll, wenn beispielsweise ein herzkranker Mensch einfach aus Loyalität oder Prinzip seine erforderlichen Arzneimittel von heute auf morgen absetzt. Hier kommt dann wieder die Schwester ins Spiel, die mit Engelszungen auf den Betreffenden einredet und diesen im besten Fall davon überzeugen kann, brav die kleinen weißen Pillen zu schlucken. In der Regel jedoch verschwinden die Tabletten im Nachtschrank und der zuständige Stationsarzt wundert sich über den dramatischen Anstieg des Blutdrucks.

Ich tauche also ein in die bunte Welt der Pharmaindustrie und verlasse diese nur, weil mich das permanente schrille Klingelgeräusch daran erinnert, dass ich hier die einzige „Servicekraft" bin.

Ich hasse Nachtdienste! Keine Schüler, die man rumschicken kann, keine Kollegen, die einem den Rücken freihalten, ja nicht mal ein Chef, der an allem schuld ist!

Ein Blick auf die Klingelanlage bestätigt meine schlimmsten Erwartungen. Das Geräusch ist nicht meiner blühenden Phantasie entsprungen, sondern es gibt tatsächlich jemanden, der meine Dienste in Anspruch nehmen möchte. Genervt betrete ich das Zimmer von Herrn Beyer. Er ist Privatpatient und der Meinung, das berechtige ihn dazu, das Personal über Gebühr zu terrorisieren. Ich setze ein gezwungenes Lächeln auf und frage Herrn Beyer höflich nach seinem Begehren. Er teilt mir mit, ich dürfe nun das Licht löschen. Ich starre ihn an. Der gelbe Lichtschalter befindet sich ca. zwei Zentimeter neben besagtem roten Klingelknopf. Wenn man keine Allergie gegen helle Farbe hat, gibt es also keine logische Erklärung, warum man in der Lage sein sollte, zwar den einen Knopf, nicht aber den anderen zu bedienen. Mir kommt der Gedanke, dass Herr Beyer, trotz zweiwöchigem Aufenthalt, vielleicht nicht ausreichend informiert ist. Also erkläre ich ihm, wie er völlig selbständig über die Lichtverhältnisse in seinem Zimmer verfügen kann. Herr Beyer ist von meinen Belehrungen gar nicht begeistert und klärt mich darüber auf, dass der einzige Sinn und Zweck *meines* Daseins *sein* Wohlergehen sei und wenn er keine Lust habe, das Licht selber zu löschen, müsse ich das eben erledigen. In dem Bewusstsein, dass mein Leben nun einen Sinn hat, verlasse ich das durch meinen heldenhaften Einsatz mittlerweile dunkle Zimmer.

Es sind genau diese Momente, in denen mir klar wird, dass ich es nie schaffen werde, mit dem Rauchen aufzuhören. Das ist natürlich bedauerlich, aber wenigstens rette ich damit Menschenleben und den guten Ruf unseres Hauses. Der Pressebeauftragte unserer Klinik wäre sicher wenig begeistert, wenn er den Medien erklären müsste, warum eine seiner Mitarbeiterinnen mit bloßen Händen Patienten erwürgt.

Nachdem ich meine gereizten Nerven mit legalem Gift beruhigt habe, richte ich die restlichen Tabletten und mache es mir anschließend in der Stationsküche gemütlich. Nun kann ich tun, was man von einer Krankenschwester im Allgemeinen erwartet: ich lege die Füße hoch, trinke

Kaffee und bilde mich mit einschlägigen Revolverblättern fort. Gerade als ich mich in die Strukturen des englischen Königshauses vertieft habe, passieren drei Dinge auf einmal.

Erst höre ich einen lauten Knall. Noch bevor ich aus der Welt von Prinz Wilhelm auftauchen kann, ertönt das schrille Klingeln des Telefons und ich gieße von so viel äußeren Reizen völlig überfordert mein aromatisches Heißgetränk über meine weiße Hose.

Zum Glück war der Kaffee nur noch lauwarm.

Ich sprinte also zum Telefon, und frage mich derweil, ob ich mir das erste Geräusch nur eingebildet habe.

Am anderen Ende der Leitung vernehme ich die verschlafene Stimme der Ambulanzschwester, die mir sachlich und ohne Mitleid erklärt, dass ich in fünfzehn Minuten einen weiteren Patienten begrüßen darf. Ich spare mir die Luftsprünge, die sie ja sowieso nicht sehen würde.

Als nächstes versuche ich zu ergründen, was es mit dem Knall auf sich hatte. Leise schleiche ich in jedes Zimmer, in der Hoffnung, alle Patienten friedlich schlafend in ihren Betten vorzufinden. Ich mache diesen Job jetzt seit sechs Jahren, aber meine Illusionen habe ich nie ganz aufgegeben...

Natürlich sind einige wach und ich drehe Wasserflaschen auf (ist ja auch schwierig mit gebrochenem Fuß), höre mir Verdauungsprobleme an und beantworte Fragen zur aktuellen Außentemperatur. Wie überleben die Menschen nur zu Hause, wo sie keine private Wetterfee haben, die sie mitten in der Nacht über die Witterungsverhältnisse in ihrer Umgebung aufklärt?

Wo sonst, wenn nicht im letzten Zimmer, werde ich fündig. Frau Sonnenfeld liegt unter dem Nachtschrank begraben auf dem Fußboden. Verwirrt drehe ich mich zu ihrer Mitpatientin um, die friedlich weiter schlummert. Es handelt sich um die Frau, die jeden Morgen behauptet, sie würde die ganze Nacht kein Auge zu tun, weil ihr leichter

23

Schlaf und der Lärm sich nicht vertragen würden.

Auch Frau Sonnenfeld ist irritiert und fragt mich wütend, was ich in ihrer Wohnung mache und wie ich dazu komme, sie mit Einrichtungsgegenständen zu bewerfen. Ich befreie sie aus ihrer Zwangslage, schleppe sie zurück ins Bett und danke Gott, dass sie nur 45 Kilo wiegt. Abgesehen davon, dass sie weder weiß, wo sie sich befindet und warum, scheint ihr nichts zu fehlen. Um weitere Ausflüge dieser Art zu vermeiden, entscheide ich mich dafür, ihr Bett mit Gittern zu verzieren. Frau Sonnenfeld findet diese Maßnahme eher unangebracht, als schick und prophezeit mir, dass ich dafür in die Hölle kommen werde. Ich verspreche, darüber nachzudenken, nachdem ich mich um meinen Neuzugang gekümmert habe, der schon ungeduldig auf dem Flur wartet.

Es handelt sich um einen jungen Mann, der nach dem Genuss von zu viel Tequila rückwärts von einer Bank gekippt ist und sich eine Gehirnerschütterung zugezogen hat. „Schwester Stefanie - wie die im Fernsehen!", lallt er fröhlich und sein Blick wandert von dem Namensschild an meinem Kittel zu meiner Hose, die mittlerweile ein eingetrockneter Kaffeefleck ziert. Großzügig erklärt er, ich dürfe Karl zu ihm sagen und wir müssten auf *jeden Fall* mal *voll fett* zusammen Tequila trinken.

Ich kann mein Glück kaum fassen!

Karl ist nicht gerade das, was man eine Augenweide nennt und seine dezente Fahne macht ihn nicht unbedingt attraktiver. Seine Jacke trägt er verkehrt herum und er schwankt so bedenklich, dass ich Angst habe, er könnte erneut umkippen.

Zu allem Überfluss überreicht er mir einen Anordnungszettel des Dienstarztes, auf dem dieser mir mitteilt, dass ich mich jede Viertelstunde davon überzeugen darf, dass seine Vital- und Bewusstseinswerte im Normbereich liegen. So oft??? Der spinnt ja!

Ich verfrachte den Patienten in eins der freien Betten und

24

erkläre ihm die Klingelanlage. Das bedeutet, dass ich ihm demonstriere wie das Licht an-/ausgeschaltet wird und ihm einschärfe, dass der rote Knopf nur für den äußersten Notfall gedacht ist. Zum Beispiel wegen eines Brandes, den er nicht alleine löschen kann, einer Invasion wilder Tiere oder eine vergleichbare, bedrohliche Situation. Er versichert mir, dass er verstanden hat, was ich ihm damit sagen möchte und erleichtert verlasse ich das Zimmer, um es fünf Minuten später erneut zu betreten.

Karl hat Hunger! Ich weise ihn nochmals darauf hin, dass, selbst wenn ich einen Big Mac hätte, er diesen nicht verzehren dürfte, da er nüchtern bleiben muss. Karl hat dafür Verständnis und fragt stattdessen nach einer Pizza.

Wenige Minuten später erscheint der diensthabende Halbgott in Weiß. Er ist schätzungsweise 40 und gehört zu den umgänglichen Exemplaren seiner Gattung. Ich berichte ihm von Frau Sonnenfelds nächtlichem Ausflug und er überzeugt sich davon, dass sie sich körperlich in intaktem Zustand befindet. Ich handle ihn auf halbstündlich Kontrollbesuche bei Karl runter und gebe ihm zum Ausgleich etwas von meinen Keksen ab. Wir bedauern uns gegenseitig noch ein paar Minuten, dann muss er auf die Nachbarstation. Dort hat sich gerade ein Patient mit einem Taschenmesser, alle - von Medizin und Pflegepersonal mühsam gelegten - Zu- und Ableitungen abgeschnitten. Mit diesem neu erworbenen Spielzeug bewirft er nun die arme Kollegin, die verständlicherweise auf Verstärkung in weiß wartet.

Auch für mich wird es Zeit. Denn es sind wieder dreißig Minuten vergangen. Karls Puls, Blutdruck und Pupillenreaktion müssen dringend überprüft werden. Aus dem Augenwinkel sehe ich, dass auch Herr Beyer wieder den Weg zur Klingel gefunden hat und als ich wenige Minuten später vor ihm stehe, erklärt er mir grinsend, er habe nur das Licht löschen wollen und dabei wohl den roten mit dem gelben Knopf verwechselt.

Es ist immer ein befreiendes Gefühl, wenn die nachfolgende Schicht eintrifft, aber nach einem Nachtdienst möchte ich jedes Mal meinen Kollegen um den Hals fallen oder sie auf Knien anflehen, dass sie mich bitte nie, nie wieder alleine lassen dürfen. Natürlich sind auch Tagdienste stressig und nervenaufreibend, aber man ist nicht der einzige zuständige Ansprechpartner. Man kann sich gegenseitig von den unwillkürlichen Attacken, denen eine Krankenschwester schutzlos ausgeliefert ist, berichten und sich die Bestätigung dafür holen, dass man weder hysterisch noch unverschämt ist, sondern einfach im falschen Film. Viele krankenversicherte, egal ob Privat oder Kasse, behandelt eine Pflegekraft nämlich, als hätte diese gesagt: „Guten Tag, ich komme, um mich demütigen zu lassen." Das wäre ja nur halb so schlimm, wenn es nicht verboten wäre, entsprechend zu kontern. Aber es ist wie bei den britischen Wachsoldaten! Die müssen ganz stillstehen und dürfen keine Miene verziehen, egal, ob die Touristen mit Bonbons werfen oder lustige Grimassen schneiden.

Leider bin ich nicht so gut im „keine Miene verziehen" und mein „lockeres Mundwerk" beschert mir regelmäßige Strafsitzungen bei unserer Abteilungsleitung.

Heute jedoch kann mir nichts die Laune verderben. Ich habe nämlich drei freie Tage vor mir! Der Freizeitausgleich gehört zu den positiven Aspekten dieses Berufes. Natürlich ist es blöd, jedes zweite Wochenende zu arbeiten, gerade wenn die Mädels feiern gehen. Aber dafür verbringe ich so manchen heißen Sommertag im Schwimmbad, während Nina und die Anderen schwitzend vor ihren Computern im Büro sitzen.

Den unwiederbringlichen Verlust des angeborenen Zeitgefühls muss man allerdings in Kauf nehmen. In der Regel orientieren sich Krankenschwestern an „draußen scheint die Sonne" oder „es ist schon dunkel".

Der Schichtwechsel verhindert leider nachhaltig einen

gewöhnlichen Lebensrhythmus und Sie glauben gar nicht, wie oft ich um sieben Uhr morgens mein Mittagessen zu mir nehme.

In Gedanken schon zu Hause, verplane ich die nächsten Tage, aber zu früh gefreut. Die Kollegen sind noch nicht umgezogen und das sympathische Klingelgeräusch ertönt erneut. Lustlos begebe ich mich ins letzte Zimmer. Frau Sonnenfeld liegt zusammengekauert am Fußende und träumt von vergangenen Tagen.

Ihre Bettnachbarin sieht mich böse an und begrüßt mich mit den Worten: „Schwester ich habe die ganze Nacht wach gelegen...“

ÖMES (mein Auto) steht völlig verschneit auf dem Parkdeck. Schnee! Im März! Was ist das denn? Armer ÖMES ist kaum zu erkennen unter den Schneemassen. Ich gebe übrigens zu, dass es eine seltsame Angewohnheit ist, Gegenständen Namen zu geben, aber ich gehöre eben zu den Menschen, die so etwas tun. Mein PC heißt „Läpi“, meine Kamera „Digi“ und meine Kaffeemaschine „Mutter Theresa“.

ÖMES hat seinen Namen meiner kleinen Schwester zu verdanken. Diese war im Kleinkindalter nicht in der Lage, die Buchstaben S-T-E-F-F-I sinnvoll aneinander zu reihen. Was sie hingegen ganz toll und laut konnte, war freudig Ö-M-E-S rufen, immer wenn sie mich erblickte. Als ich mir dann Jahre später meinen Corsa kaufte, beglückte mich meine Schwester mit einem Autoaufkleber mit der Aufschrift „ÖMES ON TOUR“. Tja, man kann sich seinen Namen schließlich nicht aussuchen und den des eigenen Kraftfahrzeuges wohl auch nicht!

Nach Hause kommen ist für mich immer etwas Besonderes. Ich liebe meine kleine Wohnung und nach drei Jahren Schwesternwohnheim gibt es viele Dinge, die ich wirklich zu schätzen gelernt habe. In erster Linie, der alleinige Herr über das Telefon, die Waschmaschine und das Badezimmer zu sein. Es ist gar nicht witzig, wenn man dringend auf Klo muss und feststellt, dass das erste verstopft, dass zweite verschmutzt und das letzte besetzt ist. Oder wenn man schon um vier Uhr aufstehen muss, um vorm Frühdienst noch eine freie Dusche zu ergattern. Auch ein permanent belegtes Telefon kann an den Nerven zerren oder das Phänomen, dass grundsätzlich alle am gleichen Tag ihre Wäsche waschen wollen. Privatsphäre gab es ebenso wenig, wie Respekt vor fremdem Eigentum. Ich könnte Ihnen Geschichten erzählen von Lebensmitteln, die unter dubiosen Umständen verschwunden sind oder von kleinen, unliebsamen Haustieren, die sich in der Gemeinschaftsküche häuslich niederließen.

Natürlich gab es auch schöne Erfahrungen, allen voran die legendären Wohnheimpartys, die in regelmäßigen Abständen stattfanden. Übrigens sehr zum Leidwesen der Ordensschwestern, die auf der ersten Etage unter dem Gemeinschaftsraum residierten. Es wurden Unmengen an Spirituosen vertilgt und tiefgründige Debatten geführt. Wir haben gefeiert, getrunken und uns ewige Freundschaft geschworen. Diese hielt natürlich immer nur so lange, bis ein neuer Streit um den einzigen funktionstüchtigen Trockner entbrannte.

Wir lernten zusammen für die Anatomieprüfungen, ärgerten uns über die Arroganz der Examinierten und versprachen hoch und heilig, später immer nett und verständnisvoll zu Schülern zu sein. Ja, wir waren naiv.

Es war nie langweilig und in dieser Zeit wurde Einsamkeit zum Fremdwort. Trotzdem - oder gerade deshalb - würde ich für kein Geld der Welt zurückwollen.

Ich betrete also mein Reich und genieße die Ruhe. Kein nervtötendes Klingelgeräusch, keine Verantwortung und keine quengeligen Mitmenschen.

Erschöpft kuschele ich mich in die Kissen und wenige Sekunden später bin ich auch schon eingeschlafen. Ich rette zusammen mit Colin Farrell die Welt und als er kurz davor ist, um meine Hand anzuhalten, piepst mein Handy. Verdammt, weil ich immer Angst habe, etwas zu verpassen, bringe ich es nicht übers Herz, das Ding auszustellen. Außer vielleicht im Flugzeug, wenn die Stewardess penetrant darauf besteht und sich trotz meines Augenaufschlags nicht umstimmen lässt. Aber ich bin überzeugt, dass ich sonst den Anruf meines Lebens verschlafen würde. Zum Beispiel die Mitteilung, dass ich eine enorme Geldsumme im Lotto gewonnen habe. Berechtigte Hinweise meiner Freunde, dass man erst Lotto spielen muss, um etwas zu gewinnen, halte ich für pessimistisch.

Ich murmele eine wenig freundliche Begrüßung ins Telefon und sitze zwei Sekunden später senkrecht im Bett. Da ist ein Mann am anderen Ende der Leitung!

Bin ich wirklich wach oder gehört das zu meinem Traum? Ich sehe zur Wand und erblicke den kleinen, dunklen Fleck, der sich seit 1 ½ Jahren dort befindet. Er ist der eindeutige Beweis dafür, dass man alkoholisierte Frauen nicht reizen darf, weil sie sonst mit Gebrauchsgegenständen werfen. (Zu meiner Verteidigung muss ich sagen, dass ich wirklich Grund hatte, sauer zu sein und außerdem hab ich ihn ja eh nicht getroffen.) Nebenbei ist dieses Überbleibsel meines Wutanfalls ein sicheres Zeichen dafür, dass ich mich im Wachzustand befinde, da solche Alltagsbanalitäten nie in meinen Träumen auftauchen.

Okay, mal der Reihe nach. Wovon spricht dieser Typ denn überhaupt?

Er heißt Oliver und will wissen, ob ich mich an ihn erinnern kann. Kann ich nicht! Ich weise ihn freundlich, aber bestimmt, darauf hin und er antwortet, dass das sehr schade sei und dass er sich noch sehr gut an mich erinnern kann. Na toll, meine Neugier ist geweckt. Bei dem Wort Rosenmontag ahne ich schon nichts Gutes und als er dann behauptet, ich hätte mit meiner Freundin auf dem Tisch getanzt und „99 Luftballons" gesungen, kann ich das nicht mal leugnen. Im Gegenteil, es klingt sogar ziemlich wahrscheinlich. Ich wünschte, er hätte mir nur etwas verkaufen oder an eine unbezahlte Rechnung erinnern wollen.

Ich erkläre Oliver, dass es sich da nur um meine missratene, imaginäre Zwillingsschwester handeln kann. Bevor ich so recht weiß, warum und ob ich das überhaupt möchte, bin ich mit ihm für den nächsten Tag zum Kaffee verabredet. Das ist wirklich eine clevere Taktik. Jemanden aus dem Tiefschlaf reißen und dann geschickt überrumpeln.

Völlig verdutzt rufe ich Nina an. Sie kann sich weder an einen Oliver, noch an eine Tanzeinlage auf irgendeinem Tisch erinnern. Natürlich ist ein beidseitiger Gedächtnisverlust noch lange kein Beweis dafür, dass diese peinliche Geschichte nicht passiert ist. Immerhin sind wir uns einig, dass wir Rosenmontag tatsächlich in einer Bar waren. Wer erinnert sich schon detailliert an die letzte durchzechte Nacht? Man weiß zwar immer genau, dass man in eine Kneipe gegangen ist, aber wann zum Teufel ist man wieder nach Hause gekommen? Und vor allem wie?

Eigentlich schade, dass man dem Alkohol nicht ganz gezielt vorschreiben kann, welche Erinnerungen er löschen soll. Ich hätte da eine kleine Liste anzubieten mit unliebsamen Erfahrungen, die ich nicht mehr benötige.

Nina sieht das Ganze locker. Klar, würde ich auch, wenn ich in zwei Monaten heiraten würde. Sie sagt, ich solle auf jeden Fall zu dem Date gehen und mir den Typen anschauen. Ich gebe zu bedenken, dass er nicht sehr beeindruckend sein kann, wenn er mir schon betrunken nicht aufgefallen ist. „Und warum hat er dann deine Nummer?", kontert Nina. Gute Frage. „Bleibt es bei Sport um drei?"

Sport! Ein ganz eigenes Thema und ganz gewiss nicht meins. Wenn man ehrlich ist, besteht die besondere Kunst doch darin, sich durch ein Minimum an Bewegung fit zu halten. Nina und ich gehen regelmäßig (oder was man so regelmäßig nennt) zum Badminton. Wir haben es auch schon mit Schwimmen, Joggen und Inlineskaten versucht. Das Erste war zu kalt. Der sportliche Effekt ist einfach nicht gegeben, wenn man nur am Beckenrand steht und es nicht bis ins Wasser schafft. Laufen artet ja direkt in Stress aus und Schuhe mit Rollen sind verdammt gefährlich. Besonders, wenn man die Bremsen nicht findet oder den Tempomaten nicht bedienen kann. Der Vorteil beim Badminton ist, dass es weder richtig schwierig noch anstrengend ist. Im Übrigen machen wir große Fortschritte. Anfangs bestand der eigentliche sportliche Anteil darin, sich nach dem Federball zu bücken. Eine Gruppe Halbwüchsiger, die sich schamlos über uns lustig machten, weckte unseren Ehrgeiz und mittlerweile sind wir in der Lage so etwas wie einen minutenlangen Ballwechsel auszutauschen. Das klappt natürlich immer nur dann, wenn wir keine Zuschauer haben. Aber wenn jemand fragt, können wir mit Fug und Recht behaupten, dass wir uns aktiv um unsere Gesundheit bemühen und es ist das einzige anerkannte Hobby, das ich habe. Extrem-Shopping und stundenlange Telefonkonferenzen zählen ja leider nicht.

Um drei also. Vielleicht kann ich vorher noch etwas schlafen. Ein Blick auf die Uhr beraubt mich dieser Illusion. Verdammt, das lohnt sich wirklich nicht und ich kann nicht mal rauchen. Wenn ich vorm Sport meinem Laster nachgehe, kann ich mir den Weg zum Badmintoncenter gleich sparen. Meine Kondition ist auch ohne den übermäßigen Genuss von Nikotin schlechter, als die einer rüstigen 85-jährigen. Das ist keine Übertreibung. Wenn ich mich, was selten vorkommt, überwinde und mit dem Fahrrad statt mit dem Auto zur Arbeit fahre, werde ich regelmäßig von Rentnern auf klapprigen Drahteseln überholt. Können Sie sich vorstellen, wie erniedrigend das ist?
Glücklicherweise habe ich einen Weg gefunden, solche

peinlichen Situationen zu umgehen. Mein Fahrrad ist nämlich kaputt. Also, eigentlich hat es nur einen platten Hinterreifen, aber der Effekt ist der Gleiche. Es ist nicht fahrtüchtig. Da kann man beim besten Willen nichts tun und wenn sich nicht bald einer meiner Freunde erbarmt und den defekten Reifen austauscht, wird es wohl von Spinnweben überzogen und an akuter Vernachlässigung eingehen.

Nichtrauchen macht einen Raucher bekanntlich rastlos und ich bin versucht, etwas total Abgehobenes zu tun: Ich räume meine Wohnung auf. Das beinhaltet im Wesentlichen das Sortieren von lose herumfliegenden Blättern wie Rechnungen, Kontoauszüge und die Lohnsteuererklärung vom letzten Jahr. Zwischen dem bunten Papierchaos finde ich die Zeitung, in der ich unter der Rubrik „Einsames Herz sucht Gleichgesinnten" inseriert habe. Eigentlich kein Wunder, dass diese Aktion eine Katastrophe nach der anderen hervorgebracht hat. Wer antwortet denn bitte bei so einer Überschrift? Kurzfristig überkommt mich ein scharfes Gefühl der Demütigung.

Die Sache mit der Kontaktanzeige hat meinem Ego gar nicht gefallen und es hat selbständig auf Sparmodus umgeschaltet.

Erstens meldeten sich nicht, wie erwartet, unzählige Männer, die sich spontan in mich verliebt hatten, sondern höchstens dreißig. Die Hälfte flog schon in der Vorrunde wegen diverser Defizite, wie zum Beispiel mangelnder Volljährigkeit, raus und der Kreis war rapide eingegrenzt. Aber wen stört das, wenn der Eine dabei ist? Ich traf mich also mit Menschen, die allesamt so verzweifelt waren wie ich und ebenso die Hoffnung hegten, dem Partner fürs Leben zu begegnen.

Der Erste war Hypochonder und sichtlich angetan davon, einer lebendigen Krankenschwester über den Weg gelaufen zu sein. Er berichtete ausführlich von allen Wehwehchen, die ihm seit seiner frühesten Kindheit zugestoßen waren. Als er mir unter Tränen gestand, er habe alle Symptome von BSE, zog ich die Notbremse. Ich versichere ihm, dass er keine Angst vor BSE haben muss, da dieser Erreger ausschließlich das Gehirn angreift.

Der Zweite redete geschlagene drei Stunden ununterbrochen von seiner Exfreundin. Ich riet ihm, sie anzurufen und um ein Gespräch zu bitten. Diese Möglichkeit hatte er noch gar nicht in Betracht gezogen und er war schon auf dem Weg zum nächsten Telefon, bevor die Rechnung kam. Zum Glück war ich ja noch da und so konnte die Kellnerin die 35,60 Euro für zwei Mal Penne alla arabica bei jemandem abrechnen.

Nummer vier war der deutschen Sprache nicht mächtig, (was die Kommunikation erschwerte, da er weder einen Dolmetscher noch einen Untertitel mitgebracht hatte.) Der Fünfte fragte mich nach wenigen Minuten, was meine Lieblingsstellung sei und Nummer drei und sechs tauchten erst gar nicht auf.

Ich habe mich mit Männern getroffen, die Emanzipation für ein Grundnahrungsmittel halten oder Amnesty International für eine erfolgreiche Rockband. Einer war Pornoproduzent und auf der Suche nach einer vollbusigen, freizügigen Laienschauspielerin. Ein Anderer erklärte mir stolz, dass er seinen Wasserverbrauch um 40% senken konnte, seitdem er darauf verzichtet, regelmäßig zu duschen. (Wahrscheinlich suchte er nur eine Freundin, weil ihm zu Ohren gekommen war, dass der weibliche Körper eine Durchschnittstemperatur von 37 Grad hat. Das spart Heizkosten!)

Ich war also wenig idealistisch, als ich mich mit Christian traf. Sein Antwortschreiben hatte nett und witzig geklungen, aber das war bei den Anderen auch der Fall gewesen.

Chris war der absolute Hauptgewinn. Humorvoll,

charmant, intelligent und einfühlsam. Nach unserer ersten Verabredung hatte ich das Gefühl, ihn schon ewig zu kennen, nach der zweiten war ich bis über beide Ohren verknallt und nach dem dritten Treffen wusste ich, dass ich endlich den perfekten Partner gefunden hatte.

Ich weihte ihn im Schnelldurchlauf in mein komplettes Leben ein und ehe ich „Piep" sagen konnte, lag er auch schon neben mir und sabberte auf mein Kopfkissen.

Ich war so verliebt, wie man es eigentlich nur als Teenager ist. Er war keiner dieser Freaks, die eifersüchtig auf deinen behandelnden Gynäkologen sind und auch kein Langweiler, der mit seinem Fernsehsofa zusammengewachsen ist. Durch ihn wurde Alltägliches zu etwas Besonderem. Mit Chris ins Kino gehen, war für mich so, als wäre ich live bei einer Hollywood-Premiere, jedes Fastfood-Restaurant wurde zur Fünfsterneküche und ganz nebenbei bemerkt war der Sex mit Chris atemberaubend.

Wir verabredeten uns so lange, bis ich ihn zusammen mit seiner Gemahlin und Tochter bei Mambo traf.

Eigentlich wollte ich gar nichts kaufen, sondern mich nur ein wenig inspirieren lassen. Sie kennen das sicher, ständig ist man auf der Suche nach dem idealen Mitbringsel für diverse Geburtstage, Verlobungsfeiern oder Hafturlaube. In der Regel schenkt man sich dann selber etwas, weil man schließlich der Mensch ist, der es wirklich verdient hat.

Zuerst sah ich nur die elegant gekleidete Frau, die diesen schicken Kaschmirmantel trug. Sie stand an der Kasse vor mir und sprach leise mit ihrer aufgeweckten Tochter. Die Kleine erzählte wild gestikulierend von ihrem neuesten Abenteuer. Plötzlich zeigte das süße Mädchen aufgeregt auf einen Mann, der eben den Laden betreten hatte. „Mami, schau mal, da ist Papa!" rief sie freudig aus, riss sich von der Hand ihrer Mutter los und rannte ihrem Vater entgegen. Chris hob das Kind lachend hoch und kam auf uns zu.

Ich war so verdutzt, dass ich die schöne Glaskaraffe, die ich käuflich erwerben wollte, fallen ließ und diese in 1000 Einzelteile zerbrach. Erschrocken sprang ich zur Seite. Dort befand sich aber leider schon ein Regal mit bunten Salz- und Pfefferstreuern aus erlesenem Porzellan. Bedauerlicherweise gibt es physikalische Gesetze, die auch in Extremsituationen keine Ausnahme machen. Die Massegesetze und die Erdanziehungskraft vereinigten sich gegen mich und der gesamte Inhalt des Regals landete in hohem Bogen auf dem Boden. Scherben bringen ja bekanntlich Glück. In diesem speziellen Fall bedeutete dies, dass zu besagtem Zeitpunkt kein Filmteam anwesend war, welches diese Szene für die Nachwelt festhalten konnte.

Fünf Verkäuferinnen und ein Hausdetektiv stürmten auf mich zu, und das Letzte, an das ich mich erinnern kann, sind die missbilligenden Blicke, die Christians Frau mir zuwarf.

Dieses traumatische Erlebnis blieb nicht folgenlos.

Eine Woche schloss ich mich in meiner Wohnung ein und weigerte mich standhaft, dieses sichere Terrain zu verlassen. Ich rief auf der Arbeit an, und sagte meinen Kollegen, ich sei „unpässlich". Ich wollte mit niemandem, den verständnisvollen Haftpflichtsachbearbeiter mal ausgenommen, sprechen und aß so viel Schokolade, bis ich wirklich krank war.

Nach sieben Tagen wog ich drei Kilo mehr und schwor mir feierlich, mich nie wieder auf ein Blinddate einzulassen. Man kann viel Schlechtes über Liebeskummer sagen, aber wenn Treue als noble, ehrenwerte Eigenschaft gilt, dann ist Liebeskummer der nobelste, ehrenwerteste Begleiter überhaupt. Würdest du ans Ende der Welt fliegen, hätte er den Sitzplatz neben dir reserviert und er würde milde lächeln, weil du so naiv warst zu glauben, du könntest ihm entkommen. Er lässt sich nicht bestechen und die grausamste Drohung prallt an ihm ab. Auch wenn du ihm jeden Morgen sagst, dass du erst frühstücken willst und er ruhig schon vorgehen könne und auch gar nicht auf dich warten braucht, steht er dir penetrant zur Seite. Er lässt dich niemals alleine, egal ob du schläfst, arbeitest oder dringend aufs Klo musst. Du kannst nichts tun, außer ihn zulassen und leiden.

Das Einzige, das mir in dieser Zeit Kraft gab, waren meine Tagträume. In denen wurde Christian beispielsweise von einem eigens dafür eingerichteten Sondereinsatzkommando besucht. Die skrupellosen Spezialkräfte betäubten das Subjekt, zerrten es in sein Auto und ließen dieses von einem LKW in voller Fahrt rammen. Zu meiner Schande muss ich gestehen, dass in den meisten meiner Phantasien eine große Menge Blut und ein verletzter Christian die Hauptrolle spielten. Meine Lieblingsvariante jedoch ist völlig gewalt- und jugendfrei. Sie handelte von einer zufälligen Begegnung. Ich sehe umwerfend aus, bin sowohl glücklich als auch ausgeglichen und erteile dem abgerissenen Christian eine eiskalte Abfuhr. Der ist natürlich zu Tode betrübt und fleht mich auf Knien an, dass ich ihm noch eine letzte Chance geben solle. Doch ich bin schon mit meinem neuen Cabrio oder wahlweise mit Colin Farrell davongedüst.

Leider stiegen auch andere Bilder in mir hoch und obwohl ich krampfhaft versuchte sie zu ignorieren, schlichen sie sich in meine Gedanken. Sein niedliches Lächeln, seine wunderschönen Augen, seine Hände mit den langen schmalen Fingern... Hände?! Hatte er nicht sogar einen Ring getragen?! Ich frage mich heute noch, wie man so blind sein kann. Im Nachhinein betrachtet, gab es schließlich unzählige Anzeichen, die ein durchschnittlich intelligentes Individuum zumindest misstrauisch gestimmt hätten. Aber nicht mich! Nee! Ich fand es schön, dass wir die Abende immer bei mir verbrachten und dachte: „Toll, er mag deine Wohnung". Ich war erleichtert, dass er mir seine Freunde nicht vorstellte - mehr Christian für mich!

36

Sätze wie „Ruf mich nicht an, ich melde mich bei dir", vernahm ich mit Begeisterung - wie romantisch und es spart Telefongebühren. Ich meine, wäre mein Leben ein Kinofilm, hätte der halbe Saal gebrüllt: „Wie doof bist du denn - er ist verheiratet!"
Irgendwann versuchte ich die ganze Sache optimistisch zu sehen.
Positiv betrachtet, konnte ich froh sein, dass diese entsetzliche Begegnung nicht im Drogeriefachgeschäft meines Vertrauens stattgefunden hat. Ein dortiges Hausverbot wäre für mein weiteres Leben wesentlich einschneidender gewesen. Mal ehrlich, man kann ohne Designeraschenbecher leben, aber ohne Nagellack oder Weichspüler? Weniger egoistisch betrachtet, muss man außerdem bedenken, dass andere, unschuldige Menschen ebenfalls extrem darunter gelitten hätten. Schließlich würde der Drogerieladen deutlich weniger Umsatz machen ohne meine regelmäßigen Einkäufe und müsste einige Mitarbeiter entlassen, um dem Konkurs zu entgehen.

Es ist jetzt fast vier Wochen her, dass ich mit Christian, seiner glücklichen Kleinfamilie und den Gewürzstreuern kollidiert bin und es wäre dumm zu denken, ich hätte ihn schon vollständig überwunden. Nicht, dass ich mich generell von Naivität freisprechen würde, im Gegenteil. Wenn mir die schöne Frau aus dem Fernsehen diskret versichert, dass meine Wimpern mit der neu entwickelten Bürstenstruktur das Fünffache an Volumen erreichen werden, dann vertraue ich ihr. Auch wenn die Wimperntusche fünfmal mehr kostet als meine alte. Aber es ist etwas anderes, an Werbelügen zu glauben, als sich der Illusion hinzugeben, Chris würde Kind und Kegel wegen mir sitzen lassen. Zumal das Schwein nicht einmal versucht hat, in irgendeiner Art und Weise Kontakt zu mir aufzunehmen! Natürlich legte ich keinen gesteigerten Wert auf seine Erklärungsversuche, aber dass er mir die

37

Möglichkeit genommen hat, ihn wüst und ausdauernd zu beschimpfen, ist der Gipfel der Dreistigkeit. Und es ist ja auch nicht so, dass ich nicht erreichbar gewesen wäre. Schließlich habe ich geschlagene sieben Tage in meiner Wohnung vor mich hinvegetiert.

Wahrscheinlich hätte ich mich auch noch länger von der Außenwelt abgeschottet, aber es gibt gesellschaftliche Ereignisse, die verpflichten.

Karneval stand vor der Tür!

Karneval ist ein Lebensgefühl! Ich finde, man muss ihn einfach lieben! Die Stimmung, die Musik, die Kostüme....

In der fünften Jahreszeit steht das ganze Rheinland Kopf! Jede noch so kleine Kneipe wird mit Luftballons und Girlanden geschmückt und da, wo sonst nur dreißig Gäste Platz finden, passen Rosenmontag locker drei Mal so viele hinein. Die Menschen sind fröhlich, egal wie das Wetter ist oder die Finanzlage des Landes!

Die Mädels und ich fahren donnerstags immer in die Weltmetropole der Jecken. Das hat seit Ewigkeiten Tradition und so ein bisschen Liebeskummer war da natürlich kein Hinderungsgrund!

Ebenfalls Tradition hat, dass jedes Jahr etwas ganz besonders Dummes passiert und in der Regel passiert es mir. Am Aschermittwoch stimmen wir dann stets gemeinsam darüber ab, wer den Pokal (der eigentlich nur ein hässliches Playmobilmännchen im Geisterkostüm ist) gewonnen hat. In diesem Jahr verfolgte ich die feste Absicht, jemand anderem das peinlichste Erlebnis abzutreten. Das Geisterpokalmännchen hatte die letzten drei Jahre in meiner Wohnung zugebracht und ich fand, es sei an der Zeit, dass es umzieht. Zumal ich ja kürzlich erst ein grausames Desaster überwunden hatte. Aber gerade dann ist Abwechslung die effizienteste Medizin, behauptete zumindest Nina.

An Weiberfastnacht stiegen also am Bonner Hauptbahnhof

neben den ganzen anderen Jecken vier Engel in den überfüllten Zug Richtung Köln. Die gleichen Kostüme zu tragen hat den entscheidenden Vorteil, dass wenigstens eine minimale Chance besteht, sich in dem Gedränge wieder zu finden. Der Nachteil eines Engelskostüms liegt wohl auf der Hand. Noch bevor wir den Dom erreichten, waren unsere Flügel abgebrochen, schmutzig oder verschwunden. Nur noch halbwegs kostümiert, aber bester Stimmung, begaben wir uns schnurstracks in die Altstadt und waren positiv überrascht, als wir nach nur einer ¾ Stunde Wartezeit die erste Location betreten durften.

An Karneval quetschen sich in Kölner Bars und Kneipen schätzungsweise 100 Menschen auf 3 qm zusammen. Dementsprechend viel Bewegungsfreiheit hat der Einzelne. Aber genau das ist es ja, was Karneval ausmacht. Normalerweise würde sich niemand, den ich kenne, freiwillig einem solchen Chaos aussetzen. An diesen fünf Tagen jedoch ist das nicht nur egal, sondern gewünscht. Vielleicht liegt es an der Verkleidung oder doch nur an dem übermäßigen Genuss hochprozentiger Getränke, aber die Menschen sind nicht so, wie sie die übrigen 360 Tage im Jahr sind. Der als Superman verkleidete Geizhals wirft eine Runde nach der anderen, die sonst so prüde Biene Maja geht mit einem wildfremden Cowboy nach Hause und der verklemmte BWL-Student tanzt halbnackt auf der Box. Ich behaupte ja nicht, dass das gut ist, aber so ist es nun mal.

Wir sangen, lachten und flirteten, wie das eben nur an diesen Tagen möglich ist. Im Karneval gibt es fünf Regeln, die man unbedingt beachten sollte. Eine besagt, dass man immer ein alkoholisches Getränk in der Hand haben muss. Leider hört sich das einfacher an, als es ist. In einer hoffnungslos überfüllten Kneipe bleibt es meistens bei dem verzweifelten Versuch, Nachschub an Flüssigem zu bestellen. Es ist nämlich schon für einen ausgewachsenen, stabilen Mann nicht einfach, für sich und die Seinen eine neue Runde Bier zu ergattern, aber für einen kleinen, schüchternen Engel ist es eine wahre Grenzerfahrung! Hat man es dann tatsächlich geschafft und hält ein Kölsch in den Händen, muss man dieses trinken, bevor man angerempelt wird und der Glasinhalt sich auf dem Boden mit Schneematsch vermischt. Gemütlichkeit ist anders.

Die zweite Regel soll Peinlichkeiten vorbeugen und weißt deshalb darauf hin, dass schon bei geringem Harndrang die Toilette aufzusuchen ist.

Eigentlich trifft immer die eine oder andere Situation zu, denn entweder sind die Getränke leer oder man muss aufs Klo. (Halten Sie mich für verrückt, aber ich glaube da besteht irgendwie ein Zusammenhang zwischen Speiseröhre und Blase.) Auch bei mir war es wieder soweit und tapfer kämpfte ich mich durch die Massen dem Schild mit der Aufschrift „WC" entgegen. Unverletzt erreichte ich das Ende der Warteschlange und lernte Karla kennen, die vor mir stand und extra aus Bayern angereist war, um das Spektakel zu erleben. In den folgenden 20 Minuten berichtete sie mir haarklein alle Einzelheiten aus ihrem Leben und wenn ich alle sage, meine ich wirklich alle! Nach kurzer Zeit war ich besser über Karlas Sexleben informiert, als mir lieb war und reumütig dachte ich an Regel Nummer drei: Lass dich niemals von Menschen in ein Gespräch verwickeln, die ein rosa Prinzessinnenkostüm tragen.

Als wir an der Reihe waren, verabschiedete sie sich überschwänglich mit den Worten: „Wir sehen uns sicher noch!" Ich verzichtete darauf, ihr zu erklären, dass dies weder wahrscheinlich, noch wünschenswert sei.

Mein kleiner Ausflug dauerte ungefähr eine Stunde und als ich zu meinem Ausgangspunkt zurückkehrte, war weit und breit keiner meiner Engel in Sicht. Viertes Gesetz: Lasse deine Freunde nie länger als wenige Sekunden aus den Augen!

Orientierungslos suchte ich den Raum ab, was bei meiner Größe und beginnenden Kurzsichtigkeit wenig effektiv war. Noch bevor ich den Verlust der Mädels hinterfragen oder bedauern konnte, unterhielt ich mich auch schon eifrig mit einem niedlichen Piraten, den ich auf Anfang 30 schätzte. Er hieß Bob und arbeitete als Bauarbeiter. Finden Sie das komisch? Also, ich fand das unglaublich lustig! Da treffen sich unter Tausenden von Menschen Schwester Stefanie und Bob der Baumeister! Und das außerhalb des Fernsehers! Ich spürte sofort eine Art Seelenverwandtschaft. Wir unterhielten uns angeregt - was in einer völlig überfüllten Kneipe bedeutet, dass alle zwei Minuten einer „*Was hast du gesagt?!*", brüllt.

Nach geraumer Zeit bot Bob mir großzügig an, mit ihm und seinen Kumpels auf einer Privatparty weiter zu feiern. Betrunken bin ich leider sehr vertrauensselig und immerhin kannte ich den Bauarbeiter schon eine ganze halbe Stunde. Ich stieg also mit einer Horde Piraten in ein Großraumtaxi in Richtung eines mir unbekannten Kölner Stadtteils. Als wir ankamen, hatte ich das dringende Bedürfnis, mich bei all diesen netten, reizenden Menschen, die ich alle gleichermaßen ins Herz geschlossen hatte, zu bedanken und somit ging mein letztes Geld an den ebenfalls sehr freundlichen Taxifahrer. Die Party war ein einziger Reinfall. Der „Gastgeber" war ein übergewichtiger Mann, der, mit nichts als einer Unterhose bekleidet, über den deutschen Fußballbund und seine Mitglieder schimpfte. Die „Gäste" hörten ihm teils interessiert, teils gelangweilt zu, kamen aber aufgrund seiner durchsetzungsstarken Stimme sowieso nicht zu Wort. Es gab nichts mehr zu trinken, und in der Küche entwickelten sich auf dem benutzen Geschirr ganz neue, scheinbar sehr resistente Lebensformen. Als ob das nicht genug schockierende Erfahrungen für einen Abend wären, fiel mir auf, dass Bob, bei Licht betrachtet, weder schön noch jung war. Ich korrigierte meine Alters-einschätzung um 15 Jahre nach oben. Auch seine Tätowierung auf dem Unterarm, die einen kleinen Delphin zeigte, der fröhlich auf dem Ozean schwamm, war mir in der schummrigen Kneipenatmosphäre gar nicht aufgefallen. Und auch seinen Namen in Kombination mit seinem Beruf fand ich plötzlich nur noch halb so witzig. Fünfte und letzte Regel: Gehe nie mit Personen mit, die du nicht bei Tageslicht gesehen hast, ohne vorher ihr polizeiliches Führungszeugnis zu überprüfen.

Langsam dämmerte mir, dass mit wildfremden Menschen in ein Taxi zu steigen und anschließend in deren Behausung abzuhängen, nicht nur dumm, sondern auch gefährlich war. Ich informierte Bob darüber, dass es mir nicht so gut gehen und ich gerne zurück in die Innenstadt fahren würde. Er sah mich nur gleichgültig an und lallte: „Weiber nehmen eh nur Platz weg!" Na, da hat der Bob aus dem Kika aber wesentlich mehr Charme, dachte ich und verließ wutentbrannt die schmutzige Zweizimmerwohnung.

Die frische Luft wirkte Wunder. Ohne Geld, aber dafür mit einem letzten Rest Würde, suchte ich die nächste Haltestelle in Richtung Heimat. Das klingt zwar nach einem guten Plan, aber die Umsetzung gestaltete sich schwieriger, als es den Anschein haben mag. Da, wo ich mich befand (wer zum Teufel kennt schon Köln-Flittert?), gab es nämlich weit und breit nichts außer idyllischer Landschaft. Aber ich kann sehr stur sein und der Restalkohol in meinem Blut machte mich mutiger, als ich eigentlich bin. „Bis zur Unendlichkeit und noch viel weiter!", murmelte ich entschlossen vor mich hin und strich mir das Engelshaar aus dem Gesicht. Hätte ich vorher gewusst, wie zeitaufwändig der Heimweg werden würde, wäre ich vielleicht kleinlaut zu dem Baumeister zurückgegangen, um mir seinen Bagger auszuleihen.

Es sind Weisheiten wie „weil wir es nicht versuchen, ist es unerreichbar", die uns den Sinn für die Realität vernebeln. Uns glauben machen, dass das Unmögliche greifbar ist. Da kann ich wollen, soviel ich will, Colin Farrell wird mich nicht anrufen und um meine Hand anhalten. Ist ja schön, wenn man an sich glaubt, aber in die eigenen vier Wände bringt einen das noch lange nicht und auch ein leerer Handyakku lädt lieber Strom als guten Willen.

Ich lief also tapfer die zwei Kilometer zur U-Bahn. Als ob das an sich nicht schon Leistung genug gewesen wäre, verbrachte ich 4 ½ Stunden abwechselnd in öffentlichen Verkehrsmitteln oder an zugigen Bahnhöfen. Denn nicht nur die Menschen ticken Karneval anders, nein, auch die Deutsche Bahn und die Stadtwerke genehmigen sich an diesen Tagen etwas mehr Freiraum. Will heißen, dass eine Bahnlinie zum Beispiel mitten im Nirgendwo anhält und einfach nicht weiterfährt. Im Niemandsland gibt es natürlich weder Taxen noch Telefonzellen. Sicherlich haben Sie Recht, wenn Sie sagen, dass mich das ohne Geld sowieso nicht weitergebracht hätte, aber es geht ums Prinzip!

Entnervt und verfroren zu Hause angekommen, erfuhr ich von meinem Anrufbeantworter, dass Nina und die anderen ebenfalls getrennt worden waren. Nina beendete ihre Nachrichten mit einem Ständchen und ihre gesungenen Worte klangen in mir nach, bevor ich einschlief: „Du bist Oberbürgermeister, du bist die KVB.....!" Verdammte öffentliche Verkehrsmittel.

Wenn Sie jetzt glauben, dass ich mit dieser Aktion den Preis für das peinlichste Karnevalserlebnis des Jahres gewonnen habe, täuschen Sie sich gewaltig. Meine Freundin Julia hat sich dieses Jahr wirklich angestrengt und die wenig begehrte Trophäe geht einstimmig an sie. Jule, ihres Zeichens eher konservativ und bodenständig, erwachte Freitagmittag mit höllischen Kopfschmerzen. Wie gut ist es, an so einem Tag, wenn man erstens Urlaub und zweitens einen liebevollen Freund hat, der einem das Frühstück ans Bett bringt. Es gab frischen Kaffee, belegte Brötchen und sogar die neueste Zeitung lag auf dem Tablett. Dem Restalkohol in Jules Blut war es wohl zu verdanken, dass sie darauf nicht skeptisch reagierte. Denn in sieben Jahren Beziehung hatte Achim ihr noch nie eine Mahlzeit am Bett serviert. „Liebling, ich glaube, ich kann jetzt noch nichts essen", murmelte Jule mit verrauchter Stimme und griff nach dem Kaffeebecher. „War es so schlimm gestern?", fragte Achim lauernd. Jule nickte leidend. Ihr Freund hielt ihr schadenfroh die Bildzeitung unter die Nase und meinte: „Aber die neusten Nachrichten interessieren dich doch sicher." Spätestens an diesem Punkt wäre Jule normalerweise stutzig geworden, denn üblicherweise las man in ihrem Haushalt die Tageszeitung. Für Revolverblätter hatte sie gewöhnlich nur Verachtung übrig. „Achim, ich weiß gar nicht, ob ich überhaupt noch lesen kann!" „Süße, das ist die Bildzeitung! Die kann man auch lesen, wenn man Analphabet ist. Viele Bilder und so. Am besten beginnst du auf Seite zwei!" Jule schlug also folgsam die Zeitung auf und sah, sie konnte es nicht fassen, sich. Unter der Überschrift „Geile Luder in Köln unterwegs" prangte ein riesiges Photo von einer grinsenden Jule. Glücklicherweise übersah der durchschnittliche Betrachter, dass ihr Heiligenschein etwas traurig und zerrupft auf ihrem Kopf hing, denn der Fotograph hatte mehr Wert auf Jules ebenfalls verrutschtes Dekolletee gelegt. Fassungslos starrte Jule auf ihr Portrait und rang gleichermaßen nach Luft wie nach Worten. „Wir müssen wohl auswandern", flüsterte sie schließlich zerknirscht. Achim unterdrückte einen Lachanfall und beruhigte seine Freundin, indem er ihr versicherte, dass doch eh keiner ihrer Bekannten die Bildzeitung lese.

Als Jule dann am nächsten Werktag ins Büro kam, wurde sie eines Besseren belehrt. Nicht nur, dass ihr Foto auf jedem zweiten Computer als Bildschirmschoner verwendet worden war, nein, einer ihrer Kollegen verkaufte sogar Julesouvenirs. Da konnte man kostengünstig T-Shirts, Tassen und Kugelschreiber erwerben. Jule gab sich souverän und trug es mit Fassung. Selbstbewusst, wie sie nun mal ist, kaufte sie ohne mit der Wimper zu zucken ihrem Kollegen drei Kaffeebecher ab. Nina, Biene und ich bekamen jeweils einen geschenkt. Sozusagen als abschreckendes Mahnmal. „Mann, deine Kollegen müssen dich echt hassen", kommentierte Nina das Ganze und überreichte Jule feierlich unsere geisterhafte Trophäe für das peinlichste Karnevalserlebnis.

Aber zurück in die Gegenwart.

Nach einer lustigen Partie Badminton sitzen Nina und ich vor meinem Kleiderschrank und überlegen, welches Outfit für mein Treffen mit Oli angebracht wäre. Vorbereitungen zum ersten Date laufen generell ähnlich ab, denn der Plan ist simpel und einfach zu merken. Dank stundenlanger Kosmetikbehandlung und Stylingberatung „natürlich schön" aussehen. Wie Sie sicher bestätigen können, ist es eine Kunst für sich, trotz zwei Tonnen Make-up, die man in die Haut eingearbeitet hat, ungeschminkt zu wirken. Man will ja schließlich nicht wie ein Wasserfarbkasten, sondern authentisch aussehen! Wie gut das funktioniert, beweisen Männer, die glauben, dass Frauen von Natur aus rosa Lippen haben oder grüne Augenlider.

Die leidige Garderobenfrage wird bei so viel Einsatz fast etwas vernachlässigt. Ein lässiger Aufzug soll aussagen: „Ich brauche mich nicht für dich zurecht machen, denn ich sehe auch im Jogginganzug umwerfend aus." Trifft auf mich leider nicht zu. Deshalb entscheide ich mich stets für die zweite Möglichkeit: „Die Gucci-Kostüm-Fälschung steht mir zwar nicht so gut wie der Schaufensterpuppe, aber wenigstens beweise ich Geschmack!"

Bei der Gelegenheit stelle ich mal wieder fest, dass ich nichts zum Anziehen habe. Wirklich nicht! Nina zieht ein Oberteil nach dem anderen aus dem Schrank und sagt so Dinge wie: „Das ist doch niedlich!", oder „Darin siehst du so nett aus." Ich bin wenig begeistert. Wer will schon „nett" aussehen? Haben sie schon mal gehört, dass ein Mann seine Angebetete als „niedlich" bezeichnet? Da fallen Worte wie temperamentvoll, heiß oder sexy. Außerdem bin ich in Gedanken ganz wo anders. „Sag mal Süße, was ist eigentlich mit deinen Bedenken wegen der Hochzeit?" Schlagartig hört Nina auf, meine Klamotten zu zerwühlen. „Welche Bedenken?", fragt sie betont lässig. Ich verzichte darauf, ihr das gestrige Gespräch wiederzugeben und höre mich sagen: „Egal, was du tust, ich bin für dich da." Nina nimmt ihre Arbeit wieder auf, die darin besteht, mein geordnetes Chaos durcheinander zu bringen. „Hochzeiten können einem eine Heidenangst einjagen. Besonders, wenn es sich um die eigene handelt. Mach dir keine Gedanken. Was hältst du von dem Pulli?" „Er ist rosa und er kratzt. Lass uns shoppen gehen."

Beladen mit mehreren Einkaufstüten, kehre ich am späten Abend zurück. Ist Ihnen mal aufgefallen, dass Geld und Glücksgefühle sich zueinander wie eine gut geeichte Waage verhalten? Wenn ich zum Beispiel depressiv in meinen eigenen vier Wänden vor mich hinvegetiere, bleibt mein geringer Lohn hübsch auf dem Bankkonto und vermehrt sich, bei einem Zinssatz von 0,2%. Bin ich aber ausgeglichen und fröhlich, gebe ich mich exzessiven Shoppingtouren hin oder verreise spontan. Das hat dann eine enorm positive Auswirkung auf meine Stimmung und eine katastrophale auf meine finanzielle Situation. Geld macht natürlich nicht glücklich, Geld ausgeben hingegen schon!

Am nächsten Morgen, na ja, ehrlich gesagt ist schon später Mittag, wache ich auf. Einfach so. Ohne lästigen Wecker, ohne dass die Nachbarskinder einen Fußball gegen mein Schlafzimmerfenster schmettern, ohne dass mir der Himmel auf den Kopf fällt. Diesen Zustand nennt man, glaube ich, „ausgeschlafen sein". Gemütlich starte ich in den Tag und freue mich, dass ich, von der Verabredung mit Oliver mal abgesehen, keine Termine habe. Ich hatte ganz vergessen, wie entspannend das ist. Sicherlich gibt es sinnvolle Dinge, die ich erledigen müsste:

Mein Kühlschrank würde sich bestimmt freuen, wenn ich ihm Lebensmittel beschaffen würde, die er kühlen dürfte. Das Badezimmer könnte eine Grundreinigung vertragen, genau wie der Rest der Wohnung und meine Grünpflanzen möchten unterhalten und mit Wasser versorgt werden. Also doch Freizeitstress! Voller Bedauern erkläre ich dem Fernseher, dass ich heute leider keine Zeit für ihn habe. Er wirkt enttäuscht und der schwarze Bildschirm schaut traurig, so scheint es, zu, wie ich mich dem vierblättrigen Bonsai widme. Anschließend begebe ich mich in den winzigen, nahe gelegen Lebensmittelladen. Es handelt sich, um einen kommunistischen Supermarkt, der ähnlich wie zu DDR-Zeiten, Produkte nur phasenweise anbietet. So müssen zum Beispiel erst alle Kiwis aufgekauft werden, bevor es wieder Äpfel gibt. Das stört mich eigentlich nicht, da ich nicht zu den Menschen gehöre, die eine dieser beiden Obstsorten (oder irgendeine andere) verzehren aber bei elementaren Nahrungsmitteln sieht das dann wieder anders aus.

Ich kaufe also den gesamten Bestand an Kaffee und Keksen auf (man weiß ja nicht, ob diese Dinge morgen noch im Sortiment sind) und nachdem ich meine Residenz auf Hochglanz poliert habe, ist es auch schon höchste Zeit. Schließlich bin ich eine viel gefragte, junge Frau und infolgedessen habe ich ein Date.

Objektiv betrachtet ist es noch zu früh für einen neuen Mann in meinem Leben. Vielleicht sollte ich mich erstmal mit der Frage beschäftigen, warum meine Beziehungen immer in einer Katastrophe enden. Selbstkritische Gedankengänge liegen mir leider nicht besonders. Am Ende findet man vielleicht so erschreckende Dinge heraus, wie, dass man stationär in einer Nervenheilanstalt behandelt werden müsste oder schlimmer noch, dass man selber Schuld an der ganzen Misere hat. Doch ich habe eine Fähigkeit, von der ich Ihnen noch gar nicht berichtet habe und auf die ich sehr stolz bin. Ich bin Weltmeisterin im

Verdrängen! Falls Sie einwenden möchten, dass dies weder eine olympische Disziplin, noch erstrebenswert ist, sollten Sie bedenken, dass die Realität es zurzeit nicht gerade gut mit mir meint. Da ist es doch besser, die Vergangenheit in eine große, rote Kiste zu verstauen, wegzuschließen und samt Schlüssel im Ozean zu versenken. (Der Rhein wäre zwar leichter zu erreichen, aber nicht tief genug.) Danach noch das Beste für die Zukunft hoffen und schon ist der Verdrängungsprozess fertig. Ist wirklich nicht so schwierig aber effektiv!

Ich verbanne also Chris und alle anderen Fritten aus meinen Gedanken und rede mir erfolgreich ein, mein Herz wäre noch nie gebrochen, gestohlen oder verraten worden, kurzum intakt und unbelastet. Nina hat mir versprochen, dass sie mich auf einen Cocktail meiner Wahl einlädt, wenn ich Mister Unbekannt eine reelle Chance gebe. Somit bin ich ausreichend motiviert. Und zu verlieren habe ich schließlich nichts. (Meinen Optimismus, meine Zuversicht und den letzten Rest Selbstwertgefühl mal ausgenommen.)
Ich mache mich also auf zum verabredeten Treffpunkt und erreiche diesen, wie üblich, nach der vereinbarten Zeit. Aber auch Oli ist noch nicht eingetroffen und das finde ich ganz schön unverschämt! Man verspätet sich doch nicht zum ersten Date! Was ist das denn bitte für eine Einstellung? Genervt lasse ich den armen Kellner meine Frustration spüren und gebe gereizt meine Bestellung auf. Was nun? Ich beobachte die wenigen Cafebesucher und stelle Vermutungen über deren Leben an. Die ältere Dame, die mir gegenübersitzt, hat bestimmt einen Diabetes, bei den Unmengen an Kuchen, die sie in ihren füligen Körper hineinstopft. Die Teenager daneben beraten lautstark über die Frage, ob Willy schwul ist, oder doch eher homosexuell und das junge Paar am Nachbartisch streitet sich leise über Alltagsprobleme. Interessiert versuche ich das Gespräch zu verfolgen, schließlich kann man bei solchen Gelegenheiten

viel lernen. Beispielsweise schlagfertige Argumente, die den Gegner ohne Umschweife ausschalten, Entschuldigung, ich meinte, den Streitpartner raffiniert überzeugen.

In diesem speziellen Fall geht es um die leidige Frage der Hausarbeitsaufteilung. Natürlich ist er zu beschäftigt und sie weigert sich standhaft seine schmutzige Wäsche wegzuräumen. Schließlich ist sie auch berufstätig und im Zeitalter der Gleichberechtigung ist ein wenig Mithilfe wohl nicht zu viel verlangt. Gerade als ich denke, sie hat ihn überzeugt, verkündet er spöttisch: „Wenn du unbedingt freie Sicht auf einzelne Möbelstücke haben willst, musst du eben selbst dafür sorgen. Wegen mir ist der ganze Putzwahn jedenfalls nicht nötig!" Es ist doch immer wieder bedrückend wie sensibel Männer sein können. Findet er das witzig? Abgesehen davon gibt es Naturgesetze, gegen die ist man machtlos und man muss sie einfach akzeptieren. Eins davon besagt, dass eine Frau immer das letzte Wort in einem Streit hat. Erdreistet sich der Mann, trotzdem noch etwas zu sagen, ist das der Beginn eines neuen Streits.

Gespannt warte ich auf ihre alles entscheidende Erwiderung, als plötzlich ein junger Mann, der mir nicht im Entferntesten bekannt vorkommt, an meinem Tisch Platz nimmt. Das ist ja wirklich der Gipfel der Unverschämtheit, erst verspätet er sich um eine halbe Stunde und dann taucht er im ungünstigsten Moment auf und besitzt noch die Frechheit überheblich zu grinsen. „Tut mir leid, ich musste Überstunden mache. Wartest du schon lange?" Das ist also Oli. „Ach weißt du, das ist gar kein Problem. Bestimmt bist du in deinem Job unabkömmlich und ich hatte sowieso nichts Besseres vor." antworte ich zickig. Oliver schaut mich belustigt an. „Dann ist es ja gut," sagt er fröhlich. Der Typ hat Nerven! Während Oli ausgiebig die Getränkekarte studiert, mustere ich ihn unauffällig. Eigentlich sieht er ganz gut aus. Er ist groß, dunkelhaarig nicht zu dick und, was viel wichtiger ist, nicht zu dünn. Ich finde, es gibt nichts Schlimmeres, als neben einem Mann wach zu werden, der schlanker ist, als man selbst.

Das ist irgendwie nicht naturgemäß und tut dem Ego gar nicht gut. Oli jedoch ist genau richtig proportioniert und in meiner unermesslichen Güte beschließe ich großzügig, dem Kerl noch eine Chance zu geben. Vielleicht hat er wirklich einen guten Grund für seine Verspätung. Als Feuerwehrmann kann er ja nicht während der Brandlöschung verschwinden, oder falls er Polizist ist, muss er den Übeltäter selbstverständlich erst wegsperren, bevor er zu mir eilen kann. Vielleicht arbeitet er auch als Astronaut und das Raumschiff hatte Verspätung. Bevor meine Phantasie völlig ausflippt, erkundige ich mich nach dem Beruf meines Gegenübers. „Einzelhandel" ist die knappe Antwort. Schade, meine Ideen waren irgendwie origineller. Besonders kommunikativ scheint er nicht zu sein und ich beschließe, das Gespräch am Laufen zu halten: „Klingt enorm aufregend. Willst du gar nicht wissen, was ich mache?" Oli klappt die Karte zu. „Du bist Steffi, 28 Jahre alt, Krankenschwester und am liebsten würdest du alle mündigen Patienten empobieren. Du magst keine freien Straßen, aber dafür Handtaschen. Du hältst Verdrängung für eine anerkannte Kunst dein Leben zu gestalten und kannst den Text von ,99 Luftballons' auswendig" „Intubieren" erwidere ich verdutzt. „Bitte?" „Es heißt intubieren und nicht empobieren."

Das ist so ungerecht! Der Typ kennt mich offensichtlich besser als meine eigene Mutter und ich erinnere mich nicht mal an das kleinste Detail. Eine Stimme in mir flüstert, dass das weniger mit Ungerechtigkeit als mit übermäßigem Alkoholkonsum zu erklären ist. Ich überhöre die Autoimmunanfeindung geflissentlich. "Freut mich, dass du meine Biographie gelesen hast. Wenn du so gut informiert bist, warum wolltest du dich dann mit mir treffen?" „Ich fand dich lustig und eloquent." Eloquent? Ich weiß nicht mal was das bedeutet! Memo an mich: „eloquent" nachschlagen und bei günstiger Gelegenheit in eine

Unterhaltung einfließen lassen. Lustig ist auch super! Das erinnert mich an meinen ersten Freund, der, als er mit mir Schluss machte (was übrigens überhaupt nichts mit mir zu tun hatte), sagte: „Steff, du bist schön, du bist klug und witzig. Aber witzig ist nicht alles."

Ich bin also lustig und eloquent. Großartig! Nichts ist gemeiner als eine Frau auf ihre inneren Werte zu reduzieren. Hätte er nicht sagen können, weil du das schönste Wesen bist, was mir je begegnet ist? Na ja, vielleicht später.

Wir unterhalten uns recht angeregt. Erst übers Wetter und dann über die Vorzüge des Rheinlandes. Oli wohnt noch nicht so lange in Bonn und ich empfehle ihm „Hofgarten" im Sommer und Auswandern im Winter. Er lacht und erzählt, dass er dieses Jahr das erste Mal in den Genuss des karnevalistischen Treibens kam. „Als was hast du dich verkleidet?", frage ich neugierig und Oli sieht mich etwas überrascht an. Was denn? Das ist doch eine völlig legitime Frage! So ein Kostüm sagt schließlich sehr viel über seinen Träger aus. „Das weißt du nicht mehr?", fragt er irritiert. Verdammt! Das ist jetzt etwas peinlich. Schließlich haben wir uns doch Rosenmontag kennen gelernt. Angestrengt versuche ich mir besagten Tag ins Gedächtnis zu rufen. Nichts. „Aber an unseren Kuss kannst du dich schon noch erinnern, oder?" Kuss? Der will mich wohl veräppeln. Will er nicht. Er meint es ernst. Der verwechselt mich doch! Tut er nicht. Okay das reicht! Es ist eine Sache, sich nicht an jeden Gesprächspartner erinnern zu können, aber kein normal Sterblicher vergisst einen Kuss. Und falls doch, hat das sicher einen guten Grund! Mein Fluchtinstinkt ist geweckt. Ich muss raus aus dem Laden und weg von dem Mann, der behauptet, er habe mit mir rumgeknutscht. Das ist auch gar nicht möglich, schließlich befand ich mich, dank Chris, in der vierten von fünf Trauerphasen. Jetzt nur noch einen halbwegs glaubwürdigen Abgang hinlegen. „Hör zu, es geht mir nicht so gut. Ich denke, ich gehe besser." „Soll ich dich nach Hause begleiten?" Klingt ungefähr so verlockend, wie eine Einladung zum Bungeejumping ohne Seil. „Nein danke, bis dann."

Hastig düse ich los. Ich sollte dringend meinen Lebenswandel überdenken! Alkohol ist einfach nicht gut für mich. Besonders in zu großen Mengen und in Kombination mit Trauerstadium vier.

Steffis Trauerphasen

Phase	Therapie
1 Schock	Schokolade, Telefone ausstecken
2 Verwirrung	mehr Schokolade, Telefone aktivieren Nina anrufen
3 Entsetzen	noch mehr Schokolade und Familienpackung Tempos
4 Wut	mutwillige Zerstörung, gemein sein zu Mitmenschen
5 Würde bewahren	neue Frisur, neue Kleidung und Anmeldung im Fitnesscenter

Das Einzige, das jetzt helfen kann, ist seelischer Beistand. Noch aus dem Auto heraus rufe ich Nina an und fasse mein kurzes Treffen ausführlich zusammen. „Findest du nicht, dass du etwas überzogen reagiert hast?", fragt sie zögernd. Und so was schimpft sich beste Freundin! Überreagiert? Ich?

Mein letzter Tag in Freiheit beginnt völlig unspektakulär. Ich habe schlechte Laune und bin wild entschlossen, meine Umwelt dafür büßen zu lassen. Leider hat der Single an sich keinen Partner, den er schon am frühen Morgen terrorisieren kann. Und weil auch kein anderes Opfer in Sicht ist, begnüge ich mich damit, meinem Spiegelbild böse Blicke zu zuwerfen. Der Effekt ist mäßig. Ich brauche etwas Aufbauenderes. Eine Massage von einem heißen Physiotherapeuten, eine neue Handtasche oder ein positives Erlebnis beim Öffnen des Briefkastens! Da der letzte Vorschlag am einfachsten umzusetzen ist, laufe ich runter, um zu ergründen, ob mir jemand geschrieben hat. Das passiert leider eher selten und meine Hoffnung sind begrenzt.

Ich frage mich sowieso, wann und warum die Menschen aufgehört haben, die Post als privaten Kommunikationsweg zu nutzen. Oder wann haben Sie das letzte Mal eine persönliche, handgeschriebene Mitteilung erhalten, die mit einem Poststempel versehen war? Wahrscheinlich bekommen sie regelmäßig Emails und Kurznachrichten, was ja durchaus seine Reize hat, und trotzdem freuen wir uns doch alle über eine sonnige Ansichtskarte von beispielsweise den Balearen. Da erkennt man, dass sich der Andere wirklich Mühe gegeben hat und sogar bei 45 Grad im Schatten an die daheim Gebliebenen denkt. Erst wählt er ein fröhliches Motiv aus, welches zum Empfänger passt. Danach überlegt er sich einen lustigen Text und zu guter Letzt begibt er sich noch auf die langwierige Suche nach einem Briefkasten. Bis die Karte in Deutschland ankommt, ist auch der Urlauber wieder zurück, und man muss nicht mal neidisch sein, weil die beste Freundin gerade am Strand von Mallorca verweilt.

Da ich meine Vorliebe für Grüße dieser Art häufig bekunde, öffne ich täglich in froher Erwartung meinen Briefkasten, um dann entweder in bunten Werbe-prospekten oder garstigen Rechnungen zu versinken. Die Reklamezettel landen direkt im Altpapier. Ist so ne Art Selbstschutz. Wenn ich einen Blick auf das reichhaltige Angebot werfen würde, könnte ich schließlich auf die Idee kommen, dass mein altes Fernsehgerät unbedingt durch einen 70 Zoll-Plasmabildschirm ersetzt werden muss.

Auf Umschläge, die den Anschein erwecken, dass jemand rechtmäßig Geld von mir haben möchte, reagiere ich immer sehr adäquat. Glaubhaft tue ich so, als hätte ich die Rechnung nicht gesehen. Blitzschnell verschließe ich den

Briefkasten und nach einer angemessenen Kulanzzeit, die mehrere Tage beträgt, befreie ich die Mitteilung dann aus ihrer Zwangslage und nehme sie mit in meine Wohnung. Hier bleibt sie auch noch eine ganze Weile ungeöffnet liegen, bevor ich den Mut aufbringe, den Umschlag zu öffnen.

Dieses ganze Verfahren dauert schätzungsweise eine Woche und wenn ich dann erfahre, dass meine Telefonkosten mal wieder um 20% gestiegen sind, ist das Geld längst, dank Lasteinzugsverfahren, von meinem Konto abgebucht und ich muss mich gar nicht mehr aufregen.

Zwar befindet sich gerade keiner meiner Freunde auf Reisen, aber man kann ja nie wissen. Es soll ja Urlaubsgrüße geben, die mit dreimonatiger Verspätung ihren rechtmäßigen Besitzer erreichen. Und tatsächlich erwartet mich eine Überraschung in Form eines weißen Umschlags. Es handelt sich weder um eine Rechnung noch um Werbung. Ich starre den Brief an und er starrt zurück. Noch bevor ich den Absender lese, habe ich Christians Handschrift identifiziert und weiß intuitiv, von wem er stammt. Mit spitzen Fingern fische ich das Schreiben umständlich heraus und trage es, soweit von meinem Körper weg wie möglich, in den ersten Stock hinauf. Oben angekommen, drängt sich mir die Frage auf, ob es klug ist, eine tickende Zeitbombe in meiner Wohnung zu deponieren. Was um Himmelswillen soll ich denn jetzt machen? Okay Steff, Ruhe bewahren, Schock bekämpfen und im Pschyrembel nachschlagen, was in solch einer Extremsituation zu tun ist. Normalerweise würde ich natürlich sofort Nina anrufen, aber nach dem sensiblen Kommentar vom Vortag bin ich immer noch etwas beleidigt. Wer weiß, vielleicht sind meine schweißnassen Finger und das akute Übelkeitsgefühl in der Magengegend auch nur eine ÜBERREAKTION!!!

Was denkt der Typ sich eigentlich? Fast vier Wochen keine

Entschuldigung, keine Erklärung, kein Lebenszeichen. Und dann sendet er mir, völlig unerwartet, eine rührende Liebesbotschaft? Es könnte natürlich auch sein, dass er versehentlich seine Steuererklärung an meine Adresse geschickt hat oder die Kindergartenanmeldung seiner reizenden Tochter. Selbst mir ist klar, dass es einen ganz einfachen Weg gibt, dies herauszufinden. Ich werde ihn doch sowieso früher oder später lesen. Dann kann ich es auch sofort tun. Bevor ich den nötigen Mut aufbringen kann, klingelt es an der Haustür. Was zum Teufel ist denn heute los?

Draußen steht ein Häufchen Elend, welches gewisse Ähnlichkeit mit meiner kleinen Schwester aufweist. „Ich ziehe bei dir ein!", verkündet es und schleppt eine pinkfarbene Reisetasche an mir vorbei. Was ist das denn für ein scheußliches Monstrum? Ich meine natürlich die Tasche, nicht Sophia. „Hier stinkts aber mächtig nach Rauch! Lüftest du auch gelegentlich?" Wie unverschämt von mir. Meine eigene Wohnung zu verpesten, ohne zuvor das jüngste Mitglied meiner Verwandtschaft um Erlaubnis zu bitten. Verwirrt erkundige ich mich nach dem Grund für die spontane Hausbesetzung, die gerade stattfindet. „Ich will nicht darüber reden!", erwidert der Eindringling gereizt. „Musst du ja nicht, aber warum ziehst du nicht zurück zu Mum und Dad? Da ist viel mehr Platz und die würden sich bestimmt freuen..." „Die sind doch im Urlaub und bei dir ist es viel gemütlicher. Kann man die Couch im Wohnzimmer ausklappen?"

Leise stöhnend schließe ich die Tür. Das hat mir gerade noch gefehlt. Eine zickige Untermieterin Anfang Zwanzig. Verstehen Sie mich nicht falsch. Ich liebe meine kleine Schwester wirklich sehr, aber es wäre doch schön, wenn das so bleiben würde. Meine Wohnung hat nur 50 qm und die pinkfarbene Reisetasche besetzt schon 10 davon. Vom Platzmangel mal abgesehen, ist Sophia nicht der umgänglichste Mensch auf diesem Planeten. Sie ist das typische Nesthäkchen. Verwöhnt, verzogen und verantwortungslos. Schon als kleines Kind war sie so ein süßer Fratz, dass niemand ihr etwas abschlagen konnte. Daran hat sich bis heute nichts geändert.

Während ich meinen Erinnerungen nachhänge, plündert Sophia die Küche. „Sag mal, ernährst du dich nur von Kaffee und Keksen?"

Nach der zweiten Flasche von meinem besten Rotwein, bricht Sophia ihr Schweigen und ich erfahre, wem ich meine neue Mitbewohnerin zu verdanken habe. „Pascal hat mich betrogen", verkündet sie dramatisch und gießt den Inhalt ihres Glases auf mein Sofa. „Und nicht mit einer dahergelaufenen Tussi, sondern mit meiner Kommilitonin. Er ist ein mieses Schwein und egal, was du sagst, ich gehe weder zu ihm zurück noch in die Uni!" „Er hat was?" Ich bin entsetzt. „Aber wie?"

Sophia gehört nicht gerade zu der Sorte Mensch, die hintergangen werden. Dafür ist sie viel zu neugierig und sie hat so ein angeborenes „Verbrecher-Enttarnungs-Gen". Ich meine, man kann ihr nicht mal einen Kaugummi klauen, ohne dass sie es bemerkt. Sophia kennt den Schuldigen schon, bevor der weiß, dass er die Tat begehen will. Das fand ich als Kind schon furchtbar unheimlich und ich habe ihr nur im äußersten Notfall etwas stibitzt. (Wenn ich zum Beispiel keinen Kaugummi mehr hatte, aber ganz dringend einen brauchte.)

Außerdem ist sie wirklich eine Schönheit und - wenn man ihre nervigen Eigenschaften mal außer Acht lässt - eine regelrechte Traumfrau. Sie ist intelligent, lustig und sie besitzt einen entwaffnenden Charme. Welcher Mann traut sich, eine solche Frau zu hintergehen?

„Wenn dir nicht klar ist „wie", bist du wirklich zu bedauern!", brummt sie. „Wie hast du es herausgefunden?", frage ich neugierig. Wahrscheinlich hat sie ihn dabei beobachtet, wie er sein Frühstücksei aufgeschlagen hat.

Anhand des unsymmetrischen Winkels hat sie dann Rückschlüsse auf seine Treue gezogen und ihm blieb bei der erdrückenden Beweislast nichts anderes übrig als zu gestehen. „Gar nicht. Er hat es mir gesagt und ich habe sofort meine Sachen gepackt und bin zu dir gefahren." Sophia sitzt zusammengekauert in der hintersten Ecke der Couch und versucht krampfhaft, nicht zu weinen. Meine Kleine tut mir richtig leid und großzügig versichere ich ihr, dass sie bis zu dem Tag bei mir wohnen kann, an dem mein Fahrrad sich selbstständig repariert.

Erst als ich im Bett liege, fällt mir Christians Brief wieder ein. Den hatte ich ganz vergessen. Er liegt noch im Wohnzimmer. Grundsätzlich keine große Distanz zu meinem jetzigen Aufenthaltsort, aber wenn ich nicht riskieren will, dass Sophia wach wird, muss ich wohl bis morgen warten. Toll, jetzt wo dieser blöde Brief außerhalb meiner Reichweite liegt, kann ich an nichts anderes denken. Meine Neugier macht mich ganz wahnsinnig! Doch meine Schwester jetzt zu wecken, wäre wirklich herzlos! Ich sollte mir ein Beispiel an ihr nehmen und mich schleunigst ins Land der Träume begeben, sonst sehe ich morgen aus wie ein Psychohörnchen. Fehler! Nichts hält einen wirkungsvoller wach, als darüber zu sinnieren, in welchem Zustand man am nächsten Tag sein wird, wenn man nicht bald einschläft. Ich glaube nicht an „Schäfchen zählen", obwohl ich es zugegebenermaßen noch nie ausprobiert habe. Aber mal ehrlich, welchen Sinn soll es haben, Dinge zu zählen, die nicht da sind? Schlafmittel stellen zwar eine effektive Alternative dar, aber ich finde, dafür bin ich eindeutig zu jung. Wo sollte das enden? Man bedenke den enormen Suchtfaktor und die damit verbundene Steigerung der Dosierung! Wenn ich mich mit 28 Jahren schon abschießen würde, wie viele Kisten an Medikamenten würde ich dann mit 95 pro Nacht benötigen? Was aber soll man tun, wenn man sich stundenlang von einer Seite auf die nächste dreht und einem dabei tausend Dinge durch den Kopf gehen. Da zieht der vergangene Tag in Zeitlupe an einem vorbei, man hört das hämische Lachen von Briefen aus dem Nachbarzimmer und der Fussel auf dem digitalen Wecker macht einen regelrecht aggressiv. Meiner Meinung nach hat man jetzt genau zwei Möglichkeiten: Man steht entweder auf und holt ein Antihaftstaubtuch oder man überlistet das Schlafzentrum. Dieses etwa erbsengroße garstige Gebilde in unmittelbarer Gehirnnähe lässt sich mit etwas Übung leicht verwirren. Der Trick besteht darin, sich einzureden, dass man unter gar keinen Umständen einschlafen darf, weil man der einzige Mensch ist, der die Welt retten kann oder weil man zur Arbeit muss. Zugegeben, dafür bedarf es eines gewissen Maßes an Überzeugungskraft und Phantasie, aber probieren Sie es ruhig mal aus! Falls es nicht klappt, können Sie ja weiter Tiere zählen oder dem Staub den nächtlichen Kampf erklären.

Ein schrilles Geräusch tönt durch meine Wohnung und hastig bringe ich den Wecker zum Schweigen. Ich hab Kopfschmerzen und akute Unlust! Aber egal, wie ich es drehe und wende, das Ergebnis bleibt gleich: ich muss zur Arbeit. Da hilft auch keine Verdrängung. Ich verzichte darauf, die Uhrzeit anhand des Mondes zu ermitteln, denn ich weiß auch so, dass es Samstagmorgen um halb Fünf ist. Nicht gerade die Zeit, um voller Elan in den Tag zu starten. Jeder normale Mensch kommt gerade aus der Disko oder liegt noch friedlich schlummernd im Bett. Ich kann gar nicht glauben, dass schon drei Tage vergangen sind! Ich sollte dem Direktorium mal vorschlagen, den Arbeitsbeginn auf eine humane Zeit zu verlegen. Halb zehn wäre doch nett. Ich quäle mich aus meinem warmen Bettchen und unter die heiße Dusche. Der Blick in den Spiegel lässt mich zusammenzucken. Warum erwachen Männer eigentlich immer genauso aussehend, wie sie zu Bett gegangen sind, während Frauen über Nacht seltsam zu verfallen scheinen? Na ja, für philosophische Fragen ist es wohl zu früh. Jetzt schnell ein Gesicht aufmalen, in Klamotten werfen und spartanisches Frühstück einnehmen. Zwei Liter starken Kaffee später, befinde ich mich in einem Zustand, den man annähernd als wach bezeichnen kann. Jacke, ÖMES-schlüssel und verdammt! Beinahe wäre ich über das pinke Monster gestolpert. Mein unfreiwilliger Gast fällt mir wieder ein. Ich hinterlasse eine kurze, aber dennoch einfühlsame Nachricht und los geht´s! Glücklicherweise schlafen meine Zwangsneurosen um diese Zeit noch.

Pünktlich um sechs sitze ich mit den restlichen Kollegen von der Frühschicht der Nachtschwester gegenüber. Diese sieht ziemlich geschafft aus und berichtet von dem ganz normalen Wahnsinn: Zwei Neuaufnahmen, ein Notfall und geschätzte 25.000 Klingeln. Ich habe wirklich Mitleid.

Nachdem sie ihre Übergabe beendet hat, schnappt sie sich ihr Körbchen und verlässt fluchtartig die Stationsküche. Meine Güte, als ob wir sie zwingen würden, hier zu bleiben und dann dieses sperrige Gepäckstück! Ich habe noch nie verstanden, warum jemand seine lebenswichtigen Utensilien wie Asthmaspray, Lippenstift und Portemonnaie in einem Wäschekorb durch die Gegend trägt, wenn es doch schicke Handtaschen gibt. Trotzdem beneide ich sie, weil sie gehen darf und die unvermeidliche Einteilung in die Bereiche verpasst. Entmutigt und schicksalsergeben lehne ich mich in meinem Stuhl zurück, denn ich weiß genau, dass ich wieder verlieren werde.

Im Frühdienst unterteilen wir unsere Station in drei Zonen, für die jeweils eine Schwester verantwortlich ist. Natürlich gibt es immer einen Bereich, in dem die bösen und unliebsamen Patienten liegen und keiner geht freiwillig dorthin. Es handelt sich also um eine ganz heikle Sache, die viel strategisches Geschick und Raffinesse erfordert. Mein Problem ist, dass ich morgens um kurz nach 6 weder geschickt noch raffiniert bin, sondern einfach nur müde und mundfaul. Meine Kollegen wissen natürlich von dieser Schwäche und sie nutzen sie eiskalt aus, womit übrigens erneut bewiesen wäre, dass Krankenschwestern ganz fiese Biester sind. Heute aber bin ich etwas überrascht, denn das Argument ist neu. Ich soll in den schwierigen Bereich gehen, weil ich die Patienten dort schon kennen würde und dies doch eine sinnvolle Lösung sei. Aha! Sonst soll ich immer Patienten betreuen, die ich noch nicht versorgt habe, weil es nur fair ist, dass ich mich auch mal mit denen rumschlage. Egal, es ist zu früh für Diskussionen.

So oder so, die letzten vier Zimmer gehören mir. Ausgestattet mit einem Eimer Motivation und einer müden Krankenpflegeschülerin beginne ich die erste Servicerunde des Tages.

Diese unterscheidet sich von der Nachtrunde insofern, dass das Hauptziel darin besteht, alle Patienten zu wecken und bis zur Visite frisch und hübsch zu machen.

Jetzt gibt es tatsächlich Menschen, die sich gegen jegliche Form von Reinigung konsequent wehren. Frei nach dem Motto: „Es ist noch keiner erstunken, aber schon mancher ertrunken." Hier ist Überzeugungskraft gefragt, notfalls mit der Androhung von weitreichenden Maßnahmen, wie etwa dem Ausbleiben der Mahlzeiten. Schließlich geht es in diesen Fällen meistens nicht nur um Säuberung des Einzelnen, sondern auch um die Identifizierung der betreffenden Person.

Ich wasche also Beine, kämme Haare und unterstütze diverse Menschen beim Ankleiden. Klingt einfach, aber ich stoße derweilen an meine Grenzen:

Der junge Mann im ersten Zimmer unterrichtet mich lautstark darüber, dass ich es bloß nicht wagen solle, ihn vor 9 Uhr erneut anzusprechen. Bei Frau Hauptfisch darf ich nur den Pony kämmen, da ich sonst die Frisur ruinieren würde. Außerdem teilt sie mir mit verschwörerischer Stimme mit, dass ihre Zahnpasta verschwunden sei und sie die Nachtschwester in Verdacht habe. Mein Einwand, dass besagte Kollegin meines Wissens eigene Zahncreme besitze, wird mit einem abfälligen Winken abgelehnt.

Ein Zimmer weiter zwänge ich eine Patientin mit Kleidergröße 46, auf ihren ausdrücklichen Wunsch hin, in eine 42er Hose. Diese reißt natürlich prompt und die Patienten keift: „Die ersetzen Sie mir aber! Wie kann man nur so ungeschickt sein?"

Doch Patienten informieren eine Pflegekraft nicht nur über deren Schwächen und Unzulänglichkeiten. Zusätzlich erfährt man bei so einer Morgenrunde lauter Dinge, die man eigentlich gar nicht wissen will. Ich meine, es reicht völlig aus, wenn ein Patient sagt, er habe seit drei Tagen keine Verdauung gehabt. Muss er dies denn wirklich in aller Ausführlichkeit tun? Welches entscheidende Ereignis vorher war, welche Farbe, Geruch und Größe besagtes Stück hatte, in welchem Teil des Enddarms der Stuhl gerade festhängt und welche Beschwerden er dort auslöst. Die Lösungsvorschläge sind auch stets sehr originell. Besonderer Beliebtheit erfreut sich in diesem Zusammenhang überraschenderweise die Zahnbürste... Doch am schlimmsten ist die Wortwahl. Sie glauben gar nicht, wie oft ich folgenden Satz höre: „Schwester, ich kann nich kacken!"

Oder wenn jemand Schmerzen hat, muss er dies doch nur kundtun, und die freundliche Pflegekraft besorgt ihm ein legales, schmerzstillendes Mittel. Aber nein! Wo bleibt denn da die Dramatik?! Der Patient berichtet also stundenlang von Intensität und Sitz des Schmerzes. Er erläutert detailliert, wann und wo der Schmerz zuerst auftrat und schildert dann die Entwicklung desselbigen. Er unterbricht nur für ein gelegentliches Stöhnen, welches er kombiniert mit einem verzerrten Gesichtsausdruck. Auf die Frage, ob es normal sei, dass er überhaupt Schmerzen hat, folgt mein kompetenter Hinweis, dass Wunden postoperativ eben weh tun, dass sich die Beschwerden aber sicher bessern werden, wenn er es unterlassen würde, darauf herumzudrücken. Danach biete ich an, ein Medikament herauszurücken. Der Betreffende schaut mich mit Hundeblick an und fragt:

„Wenn sie meinen, dass das hilft!?" Ich meine das und Minuten später tauche ich mit dem Wundermittel auf und der Leidende fragt: „Sind das die Tropfen FÜR die Schmerzen?" Ich erkläre, dass es solche Medizin in unserem Krankenhaus nicht gibt. (Das bedaure ich täglich, genau wie den Mangel an Flüssig-IQ.) Der Kranke ist völlig zu Recht entsetzt. Alternativ biete ich ein Medikament GEGEN Schmerzen an und der Patient ist nun völlig verwirrt und fragt, ob es da einen Unterschied gäbe. „Einen Geringfügigen", ist meine Standardantwort und misstrauisch schluckt er die Tropfen, nicht ohne vorher erneut von seinen starken Schmerzen zu berichten.

So geht das den ganzen Tag. Auf einer Station wie der meinigen sind die Menschen nur mit vier Dingen beschäftigt:

Wann kommt das Essen?

Wann kommt die Visite?

Wann werde ich das nächste Mal Stuhlgang haben?

Haben wirklich alle mitbekommen, wie schlecht es mir geht?

Das klingt in Ihren Ohren wahrscheinlich ziemlich herzlos. Das liegt daran, dass ich herzlos bin. Natürlich war das nicht immer so, aber mit der Zeit härtet man eben ab. Das kommt von ganz alleine und man kann gar nichts dagegen tun. Ehrlich! Meine Ideale sind irgendwo zwischen Pfannenspüle und Absauggerät verloren gegangen und obwohl ich sie dort mehrfach gesucht habe, bleiben sie bis heute verschollen. Glaubt man jedoch der breiten Masse, nennt man diesen Prozess „gesunden Selbstschutz" und ohne den würden Selbsthilfegruppen wie „Suizid ohne Reue" mit Pflegekräften überschwemmt werden.

Zum Schluss betrete ich das Zimmer einer guten, alten Bekannten. Frau Sonnenfeld liegt immer noch auf unserer Station. Da Alzheimer kein Schnupfen ist, der mit ein bisschen Nasenspray abheilt, ist sie weiterhin verwirrt und begrüßt mich mit den Worten: „Du Ausgeburt der Hölle, was machst du schon wieder hier?" Ich bin gerührt, sie hat mich wiedererkannt!

Zu dritt (die Patientin, die Schülerin und ich) widmen wir uns der allmorgendlichen Hygiene und Grundpflege von Frau S. Was sicher einfacherer wäre, wenn wir alle das gleiche Ziel verfolgen würden. Während ich versuche, diverse Körperteile mit Wasser und Seife zu behandeln, hat Frau Sonnenfeld besondere Freude daran, mich nass zu spritzen. Mein Azubi begnügt sich derweil mit der stillen Beobachtung der Situation.

Tapfer wasche ich weiter und während ich versuche, den Attacken auszuweichen, grinst meine Schülerin gehässig in sich in hinein. Na warte, du kleiner, frecher Gnom, morgen überlasse ich dieses zweifelhafte Vergnügen dir. Zehn Minuten später kann ich, dank jahrelanger Berufserfahrung, das Duell für mich entscheiden. Nicht mehr ganz trocken, aber als Siegerin verlasse ich das Zimmer. Höchste Zeit, denn es ist gleich acht Uhr und die strenge Krankenhausroutine duldet keine Abweichungen. Falls die Patienten nicht zu gewohnter Zeit ihr Frühstück erhalten, können sie sicher sein, dass der ganze Stationsflur von roten Lichtern erhellt wird. Das sieht zwar lustig aus, ist es aber nicht. In einem solchen Fall wird der arme Praktikant losgeschickt, um jedem Einzelnen zu versichern, dass er nicht vergessen worden ist und sich das Fünf-Sterne- Deluxe-Frühstück auf dem Weg befindet.

Nach der Raubtierfütterung beginnt das fröhliche Gesellschaftsspiel „Mensch ärgere dich nicht", auch bekannt als „Visite". Auch hier ist es ratsam, sich an den Zeitplan zu halten, weil sonst wieder alle klingeln und fragen: „Schwester, kommt heute keine Visite?" „Nein" würde ich dann gerne antworten. „Die Visite ist tot!" Das mache ich natürlich nicht, weil... ja warum eigentlich nicht???

Na ja, das Leben ist kein Ponyhof und in der Realität wuselt ein hibbeliger Stationsarzt von Bett zu Bett, immer darauf bedacht, den exzentrischen Oberarzt, den wir liebevoll „Gargamel" nennen, zu beeindrucken. Ein schwieriges Unterfangen, denn dieser hat schlechte Laune und stellt eine Fangfrage nach der anderen. Ralf tut mir leid, denn er ist frisch von der Uni und weiß nicht, dass er keine Chance hat, seine Spielfiguren sicher in den Hafen zu führen.

„Warum ist Frau Hauptfisch gestern Morgen nicht beim CT gewesen?", donnert Gargamel. Die richtige Antwort wäre, weil sie zu diesem Zeitpunkt noch kerngesund in ihrem in Wohnung hantierte, bevor sie auf die glorreiche Idee kam, von ihrer Leiter zu fallen. Ralfs Festplatte kann oder will diese Information gerade nicht abrufen und er stammelt nur unverständliche Laute. „Das interessiert mich nicht!", brüllt der ehrenwerte Oberarzt. „Veranlassen Sie das unverzüglich, außerdem will ich ein aktuelles Labor und eine Röntgenaufnahme." Ralf nickt verschüchtert und Gargamel schreit „Sofort!"

In der Röntgenabteilung anzurufen bleibt mir überlassen. Ohne guten Plan würde das eine langwierige Grundsatzdiskussion bedeuten. Da die zuständige Fachkraft meistens gereizt auf zusätzliche Anforderungen reagiert, ist viel Fingerspitzengefühl gefragt. Das bedeutet so einfühlsam wie möglich darauf hinweisen, dass im Falle einer Weigerung ein kleiner, wütender Oberarzt durch die Röntgenabteilung fegen wird, auf der Suche nach dem Schuldigen. Der Betreffende wäre wirklich zu bedauern, denn jeder in diesem Hause fürchtet sich vor Gargamel. Wirklich jeder, der Chefarzt eingeschlossen!

Ich wähle also die Röntgenhotline und bitte um den frühestmöglichen Termin.

Da geschieht ein Wunder. Einfach so. Mitten in der Woche, am helllichten Tag, irgendwo in Deutschland. Die Frau am anderen Ende der Leitung explodiert nicht, sondern sagt: "Jetzt sofort? Kein Problem." „Oh, Entschuldigung", stammele ich, „ich habe mich verwählt. Ich wollte im Röntgen anrufen." „Ja, da sind sie hier richtig.

Wie gesagt, sie können jetzt gerne ihren Patienten bringen", antwortet die freundliche Frau. Verdattert hänge ich den Hörer ein.

Versteckte Kamera? Wahnvorstellungen? Ein verspäteter Aprilscherz? Egal, wenn Gargamel mich hier untätig rumsitzen sieht, wird mein Leben nicht lange genug dauern, um meinen Kollegen von diesem Mysterium zu berichten.

Frau Hauptfisch ist aufgrund der Aufmerksamkeit an ihrer Person ganz aus dem Häuschen und hopst wild auf ihrer Matratze hin und her. Als ob ein Transfer nicht auch so kompliziert genug wäre!

Ein Bett von A nach B zu befördern ist ungefähr so schwierig wie der Versuch, eine Wassermelone durch ein Schlüsselloch zu zwängen. Man benötigt dafür Geduld, Orientierungssinn und räumliches Vorstellungsvermögen. Alles Eigenschaften, die Frau an sich, ich im Besonderen, nicht besitzt. Falls sich das Bett überhaupt bewegen lässt, fährt es grundsätzlich in eine andere Richtung, als es soll. Mit Vorliebe gegen den Kaffeewagen, Wände oder Türen. Dabei hinterlässt man zwar Spuren und erspart sich das lästige „Ich war hier-Gekritzel", aber die Patienten sind meist nicht so begeistert von den Kollisionen. Hat man es dann tatsächlich bis zum Fahrstuhl geschafft, fängt der eigentliche Spaß erst an. Unser Krankenhaus besitzt nur zwei Aufzüge, die in der Lage sind, Betten zu transportieren und am besten bucht man besagtes Fortbewegungsmittel zwei Wochen im Voraus. Natürlich ist immer einer der beiden besetzt, während der andere defekt ist und man fragt sich zu Recht, ob es nicht einfacher wäre, die Röntgenabteilung auf Station zu schieben.

Etliche blaue Flecke später bin ich am Ziel und beschließe, die verantwortungsvolle Aufgabe des Rücktransports an den tatkräftigen Praktikanten zu delegieren. Der ist, im Gegensatz zu mir, noch jung und dynamisch.

Außerdem muss ich die Verbände, die Gargamel lieblos

abgerissen hat, liebevoll erneuern. Auch hier gilt es unzählige Hindernisse zu überwinden. Die Wattebestände sind aufgebraucht, die Schere verschwunden und das Verbandszeug klebt grundsätzlich da, wo es nicht kleben soll. Mein Vorschlag, Wunden mit Alleskleber zu behandeln, wurde ohne Nennung von Gründen abgelehnt. Schade, denn das würde meine Arbeit ungemein erleichtern. Nachdem ich alle verpflastert habe, weise ich meine Schülerin in die hohe Kunst der Dokumentation ein. Wenn Sie jetzt finden, dass das langweilig und einfach klingt, haben Sie bedingt Recht. Langweilig ja, aber einfach? Nehmen wir mal an, Sie waschen einem Patienten die unteren Extremitäten, weil er dies nicht selbst machen kann oder möchte. Die Beine sind blitzeblank, Sie räumen die Waschutensilien ordentlich weg und verlassen das Zimmer in dem Glauben, Ihre Aufgabe sei erledigt. Falsch! Der Aufwand beginnt jetzt erst. Sie machen sich also auf die langwierige Suche nach der Patientenakte. Immer vorausgesetzt, eine gute Seele hat eine angelegt, befindet sich diese im besten Falle in den Händen eines Physiotherapeuten, im Schlechtesten irgendwo im Krankenhaus und Sie rennen vom EKG zum Echo und finden das Objekt der Begierde schließlich in der eigenen Stationsküche.

Nachdem Sie die Kurve erfolgreich erobert haben, stellen Sie fest, dass Ihr Kuli den Geist aufgegeben hat. Da Sie keine andere Möglichkeit sehen, beklauen Sie geschickt Ihre Kollegin und machen mit deren Schreibgerät an den richtigen Stellen, mit den vorgeschriebenen Farben, Ihr Handzeichen. Danach schreiben Sie einen netten, kurzen Bericht über Gemüts- und Hautzustand des Patienten. Anschließend ziehen Sie diverse Markierungsreiter hoch, um dabei entsetzt festzustellen, dass Sie in der falschen Akte dokumentiert haben.

Nicht, dass mir so etwas schon mal passiert wäre.

Um halb drei verlasse ich die Klinik in dem Wissen, meinen Dienst an der Menschheit für heute erfolgreich verrichtet zu haben. Auf dem Heimweg noch schnell den DDR-Supermarkt plündern und für Sophia Obst und Gemüse aus ökonomischem Anbau pflücken, bevor es wieder tagelang keine gibt. Der Kauf solcher Lebensmittel ist eine ganz neue Erfahrung für mich und ich bin schockiert über die Preise für das Grünzeug. Falls meine Schwester vorhat, länger bei mir zu verweilen, sollte ich darüber nachdenken, eine eigene Wirsingplantage anzulegen. An der Kasse rammt mich eine resolute, ältere Dame mit ihrem Einkaufswagen und während ich mich noch von den Prellungen erhole, nimmt sie meinen Platz in der Warteschlange ein. So eine Unverschämtheit! Wenn die jetzt einen Herzanfall kriegt, helfe ich ihr bestimmt nicht! Mit schlechter Laune und vollbeladenen Einkaufstüten will ich gerade nach Hause flitzen, als mein Handy klingelt. Auf dem Display erscheint Olis Name zu der Musik von „Viva Colonia". Der hat mir gerade noch gefehlt. Wütend drücke ich ihn weg.

Daheim werden meine schlimmsten Befürchtungen wahr. Meine Schwester hat gekocht und die Küche sieht aus wie ein Schlachtfeld. Es gibt vegetarische Schnitzel mit Himbeersoße oder so ähnlich. Riecht seltsam, sieht komisch aus und schmeckt merkwürdig. „Sehr lecker!", lüge ich zwischen zwei Bissen. „Ich wusste gar nicht, dass du kochen kannst!" „Ja. Es ist ganz ungefährlich", antwortet Sophia spitz, „man rührt einfach ein paar Dinge zusammen und überlässt den Rest dem Herd und der Hitze!" Und wieder etwas gelernt. „Hat Pascal sich gemeldet?" „Sechs Anrufe und dreizehn Kurznachrichten", schmatzt Sophia. „Aber ich stelle mich taub." Sehr gut! Liebeskummer ist wie ein Diamant. Man sollte ihn mit Fassung tragen!

„Musst du eigentlich nicht zurück zur Uni?" Ich finde diese

Frage durchaus berechtigt, schließlich bin ich die große Schwester und somit die Vernünftige mit Weitsicht. „Ich lege erstmal eine kreative Pause ein. Konzentrieren kann ich mich im Moment eh nicht und im schlimmsten Fall läuft mir das Miststück, mit dem er mich betrogen hat, über die Füße. Wenn ich sie dann vierteile, erschieße und erhänge, komme ich sicher in den Knast." Ein gutes Argument. „Wir könnten es so drehen, als ob es Notwehr gewesen wäre", werfe ich geistreich ein. Sophia nickt nur abwesend und murmelt leise Flüche vor sich hin. „Okay. Wir sollten dringend für Ablenkung sorgen. Worauf hast du Lust? Kino? Ausgehen? Drogen?" „Sei mir nicht böse, aber ich bleib lieber hier und bedaure mich und meine Naivität." So habe ich meine Kleine noch nie erlebt. Jetzt habe ich wirklich große Lust, Pascal und seine Schnecke eigenhändig zu erwürgen. Bekommt man für so eine Tat nicht mildernde Umstände?

Wir verbringen den Abend einträchtig vorm Fernseher, genau wie den danach und den folgenden. Unsere Lethargie wird nur von einem gelegentlichen Handysummen unterbrochen. Pascal ist wirklich hartnäckig. Aber Sophia ignoriert ihn beharrlich und ich bewundere ihre Konsequenz.

„Wann kommen Mum und Dad eigentlich von ihrer Kreuzfahrt zurück", fragt Sophia eines Abends. Unsere Eltern, mittlerweile beide berentet, genießen ihr Leben wirklich in vollen Zügen. Sie sind eigentlich nie zu Hause, sondern dauernd auf Reisen. Woher sie das Geld dafür nehmen, ist mir ein Rätsel, aber es macht sie glücklich und das ist schließlich die Hauptsache. Meine Eltern geben das perfekte Paar ab, obwohl sie sich mehr streiten, als alle anderen Menschen auf diesem Planeten. Wenn meine Mutter zum Beispiel voller Begeisterung ausruft „Schau mal, Liebling, diese hübsche, rote Vase würde sich doch phantastisch in unserem Wohnzimmer machen!", grummelt mein Vater „Das ist ein hässlicher, lilafarbener Blumenkübel." Gewöhnlich folgt eine Grundsatzdiskussion über die Frage, wer jetzt farbenblind ist und wer nicht. Um meinem Vater zu beweisen, wer das Sagen hat, kauft meine Mutter die Vase und drapiert sie anschließend in seinem Arbeitszimmer. Diese kleinen Reibereien gehören einfach zu ihrer Ehe und wenn man die beiden lang genug kennt, hört man das Gekeife gar nicht mehr.

Ansonsten sind meine früheren Erziehungsberechtigten völlig normal. Meine Mutter hat nach der Geburt ihrer zwei Kinder aufgehört, als Hebamme zu arbeiten und mein Vater war Regionalpolitiker einer großen deutschen Partei. Das merkt man immer dann, wenn man mit ihm diskutieren will. Der einzige Mensch, der in der Lage ist, seine Monologe ohne Waffengewalt zu unterbrechen, ist er selbst. Außerdem hat er politische Strukturen in unser Familienleben eingeführt. Früher fand ich das gar nicht komisch. Als ich zum Beispiel mit 17 bei meinem damaligen Freund übernachten wollte, musste ich eine möglichst überzeugende Rede vor der ganzen Familie halten. Danach wurde die „Vertrauensfrage" gestellt und abgestimmt. Die Volljährigen hatten je zwei Stimmen und wir Kinder nur eine. Man muss keine höhere Mathematik studiert haben, um sich ausrechnen zu können, wie oft meine Eltern ihre Wünsche unter dem Deckmantel der Demokratie durchsetzen konnten. Was ist das bitte für eine Demokratie, in der nicht gleichberechtigt darüber abgestimmt wird, wer die Mutter ist? Ich glaube, meine Eltern betrachten Erziehung als organisierte Verteidigung der Erwachsenen gegen die Jugend.

Im Nachhinein muss ich zugeben, dass ich diese Erziehungsmethoden pädagogisch wertvoller finde, als „stille Stühle", über denen Verhaltensregeln hängen. Meine Familie unterscheidet sich eigentlich nicht von jeder anderen Kleinfamilie, aber es gibt ein paar merkwürdige Sitten. Eine davon hängt mit dem Jahreswechsel zusammen. Meine Mutter war doch etwas traurig, als sie feststellten musste, dass ihre erwachsenen Kinder sich lieber Silvester mit ihren Freunden betrinken wollten, als sich bei ihren Eltern „Dinner for one" anzusehen. Deshalb erfand mein Vater das VERS-Fest. VERS wird gefeiert vom 30.6 auf 1.7 und ist quasi das Halbjahresfest. Sophia und ich finden das großartig. An VERS kocht meine Mum ein richtiges Festessen, die Wunderkerzen werden ausgepackt und sogar auf das traditionelle Bleigießen verzichten wir nicht. „Dinner for one" gibt's auch auf DVD und gute Vorsätze sind im Sommer genauso schwer umzusetzen wie im Winter.

„Ende der Woche und ich soll sie vom Flughafen abholen. Ich hab's mir aufgeschrieben. Der Zettel muss hier irgendwo rumfliegen." Ich suche mein Wohnzimmer nach der Notiz ab und finde dabei Christians Brief. Den habe ich in der ganzen Aufregung total vergessen! „Von wem ist der?", fragt Sophia neugierig „Ach, der ist von irgend so einem Typ, der mir rücksichtslos das Herz herausgerissen und es dann genüsslich zu Hackfleisch verarbeitet hat." „Klingt lecker und was will er?" „Eigentlich weiß ich das nicht so genau, weil, wie du unschwer erkennen kannst, habe ich ihn noch nicht gelesen." Ich fasse für Sophia das Drama um Christian kurz zusammen und lasse nur die Stelle aus, wo ich ein halbes Einrichtungsgeschäft abreiße. Sophia zeigt sich wenig beeindruckt und sagt „Worauf wartest du? Stell dich nicht an wie ein Mädchen und mach ihn einfach auf." Noch bevor ich einen klugen Einwand vorbringen kann, hat Sophia den Umschlag aufgerissen und zaubert zwei Tickets hervor. „Theaterkarten! Für heute Abend." Was? Keine schwülstigen Liebesverse, sondern ein banaler Bestechungsversuch? „Zeig her!" Romeo und Julia! Sinn für Humor hat er ja.
„Oh sieh mal. Er hat auch was geschrieben: -Prinzessin, hole dich um sieben ab. Wir müssen reden. C.- Wie kitschig!" Verdattert starre ich auf die Karten. Glaubt er wirklich, ich

würde wegen eines Abends im Theater vergessen, dass er ein verheirateter Familienvater ist? „Und, Prinzessin, wirst du hingehen?" Sophia schaut mich herausfordernd an. „Falls ja, solltest du dich beeilen. Es ist schon sechs und in dem Aufzug kannst du höchstens den Müll rausbringen." Sehr charmant, danke!

„Hast du dir die Karten mal genau angesehen? Das sind super Plätze! Natürlich gehe ich!", höre ich mich mit fester Stimme sagen. „Und du kommst mit!"

„Fein!" ruft Sophia aus und verschwindet im Badezimmer. Ich bin von mir selbst überrascht. Habe ich wirklich gerade die einmalige Chance verspielt, Christian wiederzusehen? Verdrängung ist ja schön und gut, aber in meiner lustigen, kleinen Zuckerwattewelt habe ich ihn noch nicht aufgegeben. Vielleicht gibt es ja für alles eine ganz einfache Erklärung! Ja, und die lautet, dass er ein Mistkerl ist und keine Träne wert. Toll, da sind sie wieder. Meine inneren Stimmen. Im Gegensatz zum Normalmenschen habe ich gleich zwei davon und die sind sich nie einig. Wenn die Eine flüstert, dass ÖMES nicht in die Parklücke passen kann, behauptet Stimme Nummer zwei, dass ein ganzer Häuserblock Platz darin finden würde. Ein anderes beliebtes Wortgefecht beschäftigt sich mit meinem Konsumwahn. Während die erste Stimme flüstert, ich solle mir ruhig mal etwas gönnen, behauptet ihre Gegenspielerin, dass mein Konto hoffnungslos überzogen ist und ich genug Handtaschen besitze. Ich werde von den unterschiedlichen Regieanweisungen ganz wuschig und befürchte, noch vor meinem 30. Lebensjahr schizophren zu werden. Schöne Aussichten!

„Und Prinzessin, wie hat dir die Aufführung gefallen?" „Sophia, würdest du bitte aufhören, mich so zu nennen?" Ich bin latent gereizt. Ein kitschiges Liebesdrama ist nicht gerade hilfreich, wenn man standhaft bleiben möchte. Man geht ja auch nicht in einen Schnapsladen, um sein Alkoholproblem in den Griff zu kriegen. „Glaubst du, dass wahre Liebe alles verzeihen und überwinden kann?" Sophia blickt träumerisch aus dem Autofenster. „Ich glaube, dass Männer nur an Sex denken und es deshalb gar nicht möglich ist, die wahre Liebe außerhalb des Bettgestells zu finden. Warum fährt der Idiot vor uns nicht los? Die Ampel ist schließlich grün!" Wütend betätige ich die Hupe. Was für ein Glück, dass dieses Kommunikationsinstrument sogar in meinem alten Corsa serienmäßig vorhanden ist. „Denkst du das wirklich?" „Nein, nur *wenn* sie denken, denken sie an Sex."

Daheim angekommen, empfängt uns ein, so scheint es, wütend blinkender Anrufbeantworter. Er zeigt sieben neue Nachrichten an! Mehr als ein halbes Dutzend! Wow, bin ich wichtig! Die Erste ist von meinen Eltern, die mich daran erinnern, dass ich versprochen habe, sie am Flughafen abzuholen. Kein Vertrauen! Als ob ich das vergessen würde.

Zwei Anrufe sind von Nina, die wissen will, warum sie seit Tagen kein Lebenszeichen von mir empfangen hat. Sie droht damit, bei der Polizei eine Vermisstenanzeige aufzugeben, wenn ich mich nicht binnen 24 Stunden bei ihr melde.

Eine Mitteilung ist von meiner Kollegin, die einen Dienst tauschen möchte und eine von Pascal, der fragt, ob Sophia sich in meiner Obhut befindet. Der Nächste ist von Oli. Woher zum Teufel hat der meine Festnetznummer? Er erkundigt sich nach meinem Befinden und bittet höflich um Rückruf. Mit Sicherheit! Die Einzige, die auf einen Rückruf hoffen kann, ist Nina und dafür ist es jetzt auch zu spät.

Der letzte Anruf ist von Christian, der mir mit Bedauern mitteilt, dass er es heute leider doch nicht schafft und ich mit einer Freundin ins Theater gehen soll.

Jetzt bin ich wirklich platt. Das bedeutet ja, er weiß gar nicht, dass ich ihn versetzt habe! Schlimmer noch: Er denkt, er hätte mir abgesagt! Die Welt ist wirklich böse und gemein! Da ist man einmal in seinem Leben konsequent, tut das Richtige und dann war wieder jemand schneller. Jetzt verstehe ich erst, wie Romeo sich gefühlt hat, als er dachte, Julia habe das tödliche Gift genommen.

Das WG-Leben mit meiner Schwester pendelt sich langsam ein und erinnert mehr und mehr an eine spießige Ehegemeinschaft. Ich übernehme die Rolle des Mannes, gehe arbeiten, zahle die Miete und erlege Lebensmittel, die ich dann nach Hause schleppe. Sophia kümmert sich um die anfallende Hausarbeit und kocht merkwürdige Gerichte. Mein Magen gewöhnt sich wieder an warme Mahlzeiten, meine Ohren an Sophias seltsamen Musikgeschmack und meine Augen an das alltägliche Fernsehprogramm. Wir verfolgen jede Seifenoper, weil uns das wirklich aufbaut. Ich meine, wir sind zwar belogen und verraten worden, aber die Fernsehmaria weiß nicht, ob sie schwanger von John oder Jim ist. John ist aber leider in Jim verliebt und der hat ein heimliches Verhältnis mit Marias Mutter. Wenn man sich diese Dramatik mal vor Augen führt, geht es uns doch gar nicht so schlecht.

Wir sind so aktiv wie eine Faultierherde im Sommerurlaub und warten gespannt auf den Tag, an dem Maria erfährt, dass John ihr Halbbruder ist. In den Werbepausen lästern wir ausgelassen über Lebewesen mit Y-Chromosomen und beglückwünschen uns gegenseitig zu unserem Singledasein.

In Erwartung eines solchen Abends düse ich eines schönen Tages hastig von der Klinik nach Hause, um pünktlich zu Serienbeginn neben Sophia auf dem Sofa zu sitzen. Doch schon als ich die Haustür aufschließe, habe ich das ungute Gefühl, dass irgendetwas nicht stimmt. Keine depressive Schwester, die mich mit den Worten „Hast du an den Wein gedacht?" begrüßt, kein melodisches Erklingen der Vorspannmusik, kein exotischer Essensgeruch. Bin ich möglicherweise in der falschen Wohnung gelandet? Im Flur steht ein riesiger, pinkfarbener Reisekoffer und da ich stark bezweifle, dass noch ein Mensch in diesem Land einen so schlechten Geschmack bei der Wahl seiner Gepäckstücke beweist, schließe ich eine Verwechslung aus. Aber wenn ich nun aus Versehen in einer anderen Dimension gelandet bin? Wer kennt das nicht? Man denkt an nix Böses, geht alle vier Jahre brav wählen, grüßt die Nachbarn immer freundlich und eines Tages, beim Blumen gießen, öffnet man unabsichtlich das Tor in eine fremde Welt! Leider kann ich mich nicht daran erinnern, ein Portal oder ähnliches passiert zu haben. Schade, denn mein Leben kann in keiner Dimension so trostlos sein, wie in der jetzigen. „Sophia?", frage ich vorsichtig. Keine Antwort. Vielleicht ist meine Lieblingsschwester gekidnappt worden oder schlimmer: der Strom ist ausgefallen! Beides würde zumindest erklären, warum der Fernseher nicht läuft.

Obwohl ich auf jede erdenklich schreckliche Situation vorbereitet bin, ist die Wahrheit abgedrehter als meine Phantasie es je sein könnte. Ich traue meinen Augen kaum, als ich mit klopfendem Herzen die Küche betrete. Dort sitzt die kerngesunde Sophia mit dem bedauerlicherweise ebenso unversehrten Christian und die Zwei schlürfen einträchtig meinen guten Weihnachtstee. Ich spüre einen Anflug von Hysterie in mir hochsteigen. Der Tee ist für die Adventszeit gedacht und meine Küchenstühle nicht dafür, das Gewicht eines untreuen Ehebrechers zu tragen. Okay, Steff, reiß dich zusammen! Das ist weder der richtige Moment, um die Fassung zu verlieren, noch um ein Blutbad in einem meiner Nebenräume zu veranstalten. Wie auch ohne Waffe? Sophias Koffer fällt mir wieder ein. Mit genügend Kraft und im richtigen Winkel...

„Steffi! Schön dich zu sehen!" Verdammt, zu spät! Chris hat mich entdeckt.

„Was willst du?", frage ich mit einem leichten Zittern in der Stimme. „Eine Audienz bei meiner Prinzessin." Chris lächelt sein strahlendes Traummannlächeln und meine Knie werden weich. „Lass den Unsinn. Ich habe dich was gefragt!", fahre ich tapfer und - wie ich hoffe - mit kaltem Tonfall fort. Während Chris weiter grinst, funktionieren Sophias feine Stimmungsantennen einwandfrei. Wahrscheinlich empfängt sie gerade ein Warnsignal, welches besagt, dass sich in meiner kleinen Küche gerade eine gefährliche, negative Spannung aufbaut. Ganz Egoistin verlässt sie den Raum und rettet damit ihr junges Leben. Meine bösen Blicken folgen ihr. Ich fasse den eisernen Entschluss, meine Schwester zu enterben. Memo an mich: Unbedingt Testament aufsetzen, Sophia als Alleinerbin einsetzen und anschließend wieder streichen!

Doch die juristischen Details werden wohl warten müssen, denn das fiese Schwein richtet soeben das Wort an mich.

„Hast du manchmal an mich gedacht?"

„Ja, ganz oft und voller Hass!" Mann, bin ich schlagfertig!

„Du hast mir gefehlt", verkündet Chris. Ihn scheint meine Redegewandtheit nicht halb so sehr zu beeindrucken, wie mich selbst.

„Ist die Frage vielleicht zu schwer? Möchtest du deinen Telefonjoker einlösen? Könnte deine Frau eventuell wissen, was genau du hier willst?"

„Steffilein, lass doch bitte diesen Sarkasmus und schrei nicht so."

„Ich schreie nicht und hör verflucht noch mal auf, mir auszuweichen!"

„Können wir nicht sachlich und in aller Ruhe darüber reden?"

„Aber natürlich! Reden! Super Stichwort! Wann wolltest du denn mit mir reden, um mir sachlich mitzuteilen, dass du ein verheirateter Familienvater bist? Oder war das überhaupt nicht vorgesehen?", frage ich bissig.

„Natürlich wollte ich es dir sagen, aber..."

„Aber du hast es nicht getan!" Zugegeben, jetzt schreie ich.

„Prinzessin, jetzt beruhig dich doch mal! Bist du wirklich so naiv zu glauben, dass ein Mann für den Rest seines Lebens monogam leben kann?" Mir bleibt die Luft weg! Wie kann man sich in einem Menschen so täuschen?

„Raus!" ist das einzige Wort, was ich noch über die Lippen bringen kann.

Ohne Hektik trinkt Christian seinen Tee aus und fragt „Willst du es dir nicht noch mal überlegen? Wir hatten doch eine schöne Zeit und könnten einfach da weitermachen, wo wir aufgehört haben." Ich habe mich wohl verhört! „Wenn du nicht sofort verschwindest, rufe ich deine Frau an und rede mal sachlich in aller Ruhe mit ihr!", drohe ich. Christian zuckt nur mit den Schultern und sagt im Rausgehen etwas, das nach „dann eben nicht" klingt und die Haustür fällt nicht gerade leise zu.

Ich fühle mich großartig! Sehr souverän von mir! Als ob ich täglich meiner große Liebe die Tür weisen würde. Der Name Christian wird ersatzlos aus meinem Primärwortschatz gestrichen! Phantastisch! Ich könnte auf der Stelle losheulen.

Es gibt viele Dinge, die ich jetzt gerne tun würde. Bilder von den Wänden reißen, Geschirr zerschlagen oder mit brennenden Pfeilen auf Christians Hinterteil werfen. Unterm Strich alles Dinge, die einen Aggressionsabbau zur Folge haben. Telefonieren gehört eindeutig nicht dazu. Ganz schlechter Zeitpunkt, mich jetzt anzurufen. Aber das weiß der arme Tropf am anderen Ende natürlich nicht. „Ja?", motze ich unfreundlich in den Hörer. „Hallo Stefanie. Hier ist Pascal. Sophias Freund" „Ex- Freund", verbessere ich ihn. Ist heute Mistkerltag? „Sie ist also bei dir?", fragt er nach einem angemessenen Schweigen. „Ich wüsste nicht, was dich das angeht. Schönes Leben noch." Mit diesen Worten lege ich auf. Eindrucksvoll! Ich bekomme eine gewisse Routine im knallharten Abweisen von Mitgliedern des männlichen Geschlechts. „Wer war das?", brüllt Sophia aus dem Wohnzimmer. „Dein Schwein!", verkünde ich, „aber ich habe ihn abgewimmelt." „Was hat er gesagt?" Aufgeregt springt Sophia vom Sofa.

Verkehrte Welt! „Ich dachte, er interessiert dich nicht mehr. Abgesehen davon, hast du gerade ein ganz anderes Problem meine Liebe." „Welches?", fragt Sophia unschuldig. „Mich! Wie kommst du dazu, Christian in meiner Wohnung zu bewirten, als wäre er Mister Universum persönlich? Und was ist mit deinem Verbrechersensor?" „Anscheinend defekt", antwortet sie zerknirscht. „Aber es hätte ja sein können, dass er dir gute Neuigkeiten überbringen wollte." „In der Tat, wenn man den zweiten Platz in einem Harem erstrebenswert findet. Bevor du fragst, ich habe dankend abgelehnt!" „Das hat die halbe Stadt mitgehört, du warst laut genug. Trotzdem sehr tapfer. Leider fällt die Siegesfeier aus, denn wir müssen jetzt los!" „Ach ja und wohin?" „Na zum Flughafen! Wir haben Eltern und das bedeutet Verantwortung. Erinnerst du dich?"

„Wir sollten schon vor einer halben Stunde da sein!", keift Sophia vom Beifahrersitz. „Danke. Das ist sehr hilfreich. Würdest du bitte aufhören, mit deinen Fingernägeln auf meinen Armaturen rum zu trommeln. Das macht mich ganz wahnsinnig!" „Du hättest die Abfahrt raus gemusst", stellt Sophia pragmatisch fest. „Ach Unsinn! Ich weiß genau, wo wir sind!" Ich hab mich verfahren. Ganz Frau von Welt fahre ich noch ein paar Kilometer weiter und erkundige mich dann an der nächsten Raststätte kleinlaut nach dem Weg.

Am Flughafen angekommen, stelle ich mein Auto hektisch auf dem überteuerten Parkplatz ab. Ob wohl eine Grundsanierung und Reinigung im Preis inbegriffen ist? Sophia hält dies für höchst unwahrscheinlich und ich bin entsetzt. Ich will ÖMES ja schließlich nur kurz abstellen und nicht das ganze Parkdeck kaufen.

Gedanklich setze ich den Verantwortlichen auf die Liste von „Zu verklagenden Personen".

Wir stürmen die Ankunftshalle in der Erwartung, zwei

maulige Elternteile, vier zerfledderte Koffer und ein Beauty-Case vorzufinden. Doch Fehlanzeige. Trotz großer Bemühungen entdecken wir in dem Gedränge niemanden, der unseren alten Herrschaften entfernt ähnlichsieht.

„Sind wir am richtigen Flughafen?“, fragt Sophia misstrauisch. Natürlich sind wir. Oder? Ich versuche mich zu erinnern. Schwierig, denn wie soll man sich bei dem Lärm konzentrieren? Überall plärren Kleinkinder herum, Flugzeugmotoren spucken wütende Laute aus und eine kleine Kehrmaschiene schiebt leere Kaffeebecher weg. Oh ja, Koffein würde meinem Gedächtnis sicher auf die Sprünge helfen, aber Sophia hat andere Pläne. Sie eilt auf den Serviceschalter zu und fragt nach, ob die Boing 737, die unsere Eltern enthält, gelandet, verspätet oder überhaupt schon gebaut ist. Mit gespieltem Bedauern erklärt die Dame an der Auskunft, dass sie uns ohne Flugnummer oder Abflughafen nicht weiterhelfen kann. Toll, dass es Informationsschalter gibt! Ich meine, wenn ich mir profane Dinge wie ellenlange Flugnummern merken könnte, wäre ich nicht Krankenschwester geworden, sondern Geheimagentin. Was macht die Gute den ganzen Tag, wenn sie sowieso keine Ahnung hat?

„Kinder! Hier sind wir!“ Die schrille Stimme meiner Mutter übertönt den Lautsprecherhinweis, dass die Reisenden ihr Gepäck nicht unbeaufsichtigt lassen sollen. „Wir haben Steffi eine Stunde früher herbestellt als nötig, weil sie immer zu spät kommt.“ Sehr umsichtig! Sie drückt uns beide gleichzeitig an sich und bedeckt uns mit Küssen. Völlig überzogene Reaktion! Schließlich waren sie nicht jahrelang verschollen, sondern nur zwei Wochen im Urlaub, und das freiwillig! „Das ist ja eine nette Überraschung, dass ihr uns beide abholt“, meldet sich mein Vater zu Wort. „Sophia, was macht das Studium?“ „Alles super!“, lügt sie. ohne rot zu werden. „Wie war die Kreuzfahrt?“ „Anstrengend!“, stöhnt Dad. „Wundervoll“ schwärmt seine Gattin. Es folgen zwei völlig gegensätzliche

Urlaubsberichte. Mum hatte auf einem Luxusexemplar des Traumschiffes residiert. Sie aß himmlische Speisen und lernte entzückende Menschen kennen. Der arme Dad hingegen war in einer tretbootähnlichen Nussschale untergekommen. Um zu überleben, sah er sich gezwungen, Rattenhirn zu verspeisen und zu allem Überfluss war er umgeben von lauter grässlichen Mitreisenden. Noch bevor sich die beiden einigen können, ob der Kapitän großartig oder unverschämt war, erreichen wir das Ziel: mein Elternhaus. Wir laden die Steithähne ab und versprechen, uns ganz bald zu melden. Ich bin froh, dass sie uns nicht nötigen, mit rein zu kommen, denn ich weiß genau, was gleich passieren wird. Sämtliche Nachbarn werden innerhalb von Sekundenbruchteilen vor der Tür stehen und fragen „Seid ihr wieder da?" Meine Mutter wird erfreut jeden Einzelnen abknutschen und meinem Vater einen heimlichen Tritt verpassen, weil der gemurmelt hat: "Nein, wir sind nur Double, aber keine Sorge, wir sind genauso nett wie die Originale!" Dann wird sich Dad unterwürfig in die Küche begeben und für die Klatschweiber Kaffee kochen, während diese meiner Mum das Neueste aus der Straße berichten. Er wird die ganzen spannenden Geschichten verpassen und nicht erfahren, dass die Jüngste vom Erwin schon wieder einen neuen Freund hat. Dann wird Dad sich heimlich in sein Arbeitszimmer schleichen und wenn er nächste Woche zufällig Erwins Tochter auf der Straße trifft, weiß er gar nicht, dass er sie missbilligend mustern muss.

Das Interesse meiner Mum an diesem Gerede macht mir Angst! Ich kann mich nicht erinnern, dass sie sich in meiner Kindheit auch schon so für das Privatleben fremder Menschen begeistern konnte. Entwickeln sich Frauen zwangsläufig zu Lästermäulern, wenn sie älter werden? Werden Nina, Sophia und ich auch so? Liegt es an den Chromosomen? Ich meine so, wie es genetisch vorbestimmt ist, dass jemand kurzsichtig ist, rote Haare hat oder einen Handtaschentick. Vielleicht gibt es ja ein weibliches Lästergen, welches pünktlich mit den Wechseljahren aktiviert wird. Vorher schlummert es friedlich vor sich hin, in dem Wissen, dass sein großer Tag kommen wird.

Natürlich tut es jeder ab und zu, aber manchmal geht es ja gar nicht anders. Es gibt Menschen, die provozieren es ja regelrecht! Beispielsweise Frauen mit Betonfrisur, Männer, die im tiefsten Winter offene Sportwagen fahren und Menschen, die in Diskotheken Sonnenbrillen tragen. Aber vielleicht ist das ja auch nur der schleichende Beginn. Knochenschwund bekommt man auch nicht von heute auf morgen!

„Schöne Grüße an Pascal", ruft Mum uns noch zu, bevor sie Dad samt Koffern in Richtung Haustür dirigiert. Meine Schwester verzieht keine Miene und antwortet „Danke, richte ich aus." Wir beobachten, wie die erste Nachbarin Anlauf auf unsere Eltern nimmt. „Früher oder später musst du es ihnen eh sagen", stelle ich undiplomatisch fest. „Lieber später" nuschelt Sophia. Seltsam, wenn ich so darüber nachdenke, fällt mir auf, dass sie Pascal schon lange nicht mehr verflucht hat. Auch ihr Blick hat sich verändert, wenn das Gespräch auf ihn kommt. Es schießen keine bunten Blitze mehr aus ihren Augen, sondern sie bekommen einen melancholischen Glanz. Ich zerbreche mir den Kopf darüber, was das wohl bedeuten mag. Hat sie die Trennung dank meines unermüdlichen Einsatzes etwa schon verarbeitet oder hat sie einfach keine Kraft mehr, um ihrer Enttäuschung Ausdruck zu verleihen? Vielleicht will sie mich auch nicht mit ihren Sorgen belästigen, weil sie weiß, dass mich die Sache mit Christian ziemlich mitgenommen hat. Nein, soviel Rücksichtnahme passt nicht zu unserem Nesthäkchen.

Die Aktivierung meiner Gehirnzellen hätte ich mir sparen können, denn als wir bei mir ankommen, wartet Pascal vor der Haustür. Sophia entfährt bei seinem Anblick ein spitzer

Schrei. Er sieht aber auch wirklich schlimm aus. So als wäre er unfreiwillig in einem Papierschredder gelandet und anschließend notdürftig mit Tesafilm wieder zusammengeklebt worden. Sophia läuft auf ihn zu. Aus sicherer Entfernung überwache ich die folgende Szene. Man weiß ja nie, vielleicht zaubert sie gleich eine Handgranate aus dem Ärmel, da ist räumlicher Abstand sehr von Vorteil! Jedenfalls wenn man - so wie ich - an seinen Gliedmaßen hängt, sinnbildlich gesprochen. Pascal hat auf die obligatorischen Blumen verzichtet, es regnet nicht und dennoch passiert das Unfassbare: Sophia fällt dem Verräter um den Hals und flüstert: „Ich verzeih dir." Moment mal! Sie tut was??? Er hat doch noch nicht mal was gesagt! Reichen etwa hängende Schultern und ein reumütiger Hundeblick aus um den schlimmsten Vertrauensbruch überhaupt zu vergeben? Es ist ja nicht so, dass ich grundsätzlich gegen ein Happy End bin, aber wenn schon, dann auch richtig! Mit 1000 roten Rosen, einer Kutsche mit weißen Pferden, einem selbstgeschriebenen Gedicht oder wenigstens einem großen, funkelnden Ring. Was ist mit guten, alten Taten wie Einsatzbereitschaft oder zu Kreuze kriechen?

Dann durchschaue ich das Spiel! Es ist alles ein großes Täuschungsmanöver! Toller Plan Sophia! Das wird ihm eine Lehre sein! Erst so tun, als sei alles in bester Ordnung und dann eiskalt abservieren. Gleich wird sie ihn von sich wegstoßen und auslachen! Als die Zwei dann einträchtig Sophias ihren Sachen aus meiner Wohnung schleppen und davon düsen, wird mir klar, dass ich auf eine vergleichbare Reaktion vergeblich gewartet habe. Alles geht so schnell und mein kleines Gehirn kann gar nicht begreifen was passiert ist.

Und wieder alleine. Nur zwei Wochen haben Sophia und ihre pinkfarbene Reisetasche bei mir gewohnt. Irgendwie habe ich mich daran gewöhnt, meine kleine Schwester um mich zu haben und auch wenn ich es vor ihr niemals zugeben würde, bin ich doch ein bisschen traurig. Soll ich jetzt wieder Kekse zu meinen Hauptmahlzeiten erklären? Ist meine Wohnung nicht viel zu groß für eine Person? Und was fange ich mit dem kleinen Kräutergarten auf der Fensterbank an? Auch, als ich im Fernsehen verfolge, wie Maria von der Affäre zwischen Jim und ihrer Mutter erfährt, macht mich das nicht wirklich glücklich. Ich gehe ins Bett und als ich am nächsten Tag aufwache, bin ich krank. Aber nicht so ein bisschen, sondern so richtig schlimm! Mein Körper hat offensichtlich seinen eigenen Weg gefunden, den Verlust zu verarbeiten und beschlossen, sich selbst zu zerstören. Ich habe gefühlte 48 Grad Fieber, eine permanent tropfende Nase und in meinem Kopf hämmern kleine Männchen mit brutalen Werkzeugen um die Wette. Sie wollen wohl einen Durchbruch vom Haupthirn zum äußeren Gehörgang schlagen. Aber warum? Was habe ich ihnen getan? Mein Hals kratzt so schmerzhaft, dass ich befürchte, den ganzen Tag nicht rauchen zu können. Ein eindeutiges Indiz für die Schwere der Erkrankung. *Aggressiver Grippevirus* lautet meine Spontandiagnose mit eventuell tödlichem Verlauf. Warum ich? Ich bin doch so jung und wollte noch so viel erleben. Ninas Hochzeit, das nächste VERS-Fest und einmal einen Auflauf kochen, der nicht anbrennt.

Und warum jetzt? Welcher normale Mensch wird völlig unverschuldet im März krank? Ich meine, ich bin ja nicht mit einem kurzen Bast-Röckchen durch die Rheinaue gehüpft oder habe willkürlich anerobe Bakterienstämme in mich reingestopft.

Ich brauche augenblicklich jemanden, der mir Hühnersuppe ans Bett bringt und mir liebevoll versichert, dass ich dieses Virus besiegen werde. Hoffnungsvoll rufe ich nach meinem treu sorgenden Ehemann, damit er hereinkommt und mir über den Kopf streichelt. Nichts passiert. Ach ja, ich besitze ja keinen. Eigentlich ein Glück.

Bei meinem Anblick würde er mich sowieso auf der Stelle verlassen. Denn ich fühle mich nicht nur elend, ich sehe auch so aus. Meine Augen sind glasig und verquollen, meine Nase rot und meine Harre hängen, aus Solidarität zum Rest des Körpers, strähnig herunter. Dieser ohnehin desolate Eindruck wird durch einen faustgroßen Pickel ergänzt, der mir freundlicherweise über Nacht gewachsen ist. Aber wen interessieren Äußerlichkeiten, wenn die verbleibende Lebensdauer nur noch wenige Tage beträgt?

Mir ist klar, dass es keinen Sinn hat, sich vor den Tatsachen zu verstecken und mutig benutze ich mein neues Ohrfieberthermometer. Gut, dass ich mir auch mal was Sinnvolles geleistet habe. Meine zahlreichen Handtaschen können mir in der jetzigen Situation schließlich nicht weiterhelfen. Ich bin auf fast alles gefasst und innerhalb von wenigen Sekunden erfahre ich die grausame Wahrheit: Ich habe 29,99 Euro für ein defektes Gerät ausgegeben. So ein Mist! Aber keine Panik, irgendwo muss doch noch mein altes rumfliegen. Zwischen mehreren Kosmetikproben finde ich das gute Stück und messe tapfer erneut. Diesmal nicht im Ohr, sondern herkömmlich im Mund. Nun gehört die Versorgung der Lungen mit Sauerstoff nicht gerade zu den Dingen, die überbewertet werden und ich ersticke fast bei dem Versuch, schließlich ist meine Nase verstopft und fällt somit als Atmungsorgan kurzfristig aus. Zu allem Überfluss haben sich die beiden Thermometer schon telepathisch verständigt und loyal meldet Nummer zwei das gleiche Ergebnis: eine Temperatur von 38,2 Grad.

Egal, ich weiß auch so, wie krank ich bin. Aber ich werde nicht kampflos aufgeben! Nein, ich werde mich als Erstes mit lebensrettenden Dingen eindecken: Taschentücher, Hals- und Kopfschmerztabletten, Kamillentee, Hustensaft, Erkältungsbad und Fertighühnersuppe.

Kraftlos schleppe ich mich zum DDR-Einkaufscenter. Ich habe das ungute Gefühl, die Menschen schrecken vor mir zurück und ich weiß nicht, ob das auf mein

Erscheinungsbild oder auf ihre Angst vor Ansteckung zurückzuführen ist. Schniefend stehe ich mit vollbeladenem Einkaufswagen an der Kasse und als ich an der Reihe bin, fällt mir auf, dass ich mein Portemonnaie vergessen habe. Peinlich! Und das auf so vielen Ebenen! Die Kassiererin will gerade entnervt alles stornieren, als eine Stimme hinter mir fragt „Kann ich helfen?" Ich drehe mich um und sehe den jungen Mann aus verquollenen Augen erleichtert an. Irgendwie kommt er mir bekannt vor. Zwischen zwei Hustenanfällen erkläre ich, dass ich dafür durchaus dankbar wäre und er zahlt meine Rechnung. „Das war sehr nett. Ich zahle Ihnen das Geld natürlich zurück." Irritiert sieht er mich an und plötzlich weiß ich, wen ich vor mir habe. „Ich glaube, ich wäre schon zufrieden, wenn du mich nicht weiter siezen würdest", sagt Oli. „Gute Besserung und vielleicht sieht man sich ja mal." Bevor ich etwas erwidern kann, ist er auch schon verschwunden. Liegt es an meiner verzerrten Wahrnehmung oder war das gerade ein reservierter Umgangston seinerseits? Sicherlich war es ungünstig, dass ich ihn nicht sofort erkannt habe, aber ich hab schließlich Fieber! Und überhaupt finde ich, dass Launen Frauen vorbehalten sind! Und was macht der überhaupt in meinem Supermarkt? Stimmt ja, er hatte doch erwähnt, dass er für diese Supermarktkette arbeitet und irgendwelche Sachen in den Filialen testet. Was genau war das nochmal? Mein Gehirn ist leer. Ich hab wirklich keine Ahnung. Egal, über diese Problematik kann ich auch morgen noch nachdenken, falls ich ein Morgen erlebe! Ich sollte schleunigst mein Bett aufsuchen und probieren, den letzten Rest meines Immunsystems zu aktivieren. Zuhause angekommen erwärme ich die Hühnersuppe in der Mikrowelle, um sie nach wenigen Löffeln ins Klo zu kippen. Sogar für meine blockierten Geschmacksnerven ist zu erkennen, dass das Zeug ungenießbar ist. Ich werfe das Doppelte der empfohlenen Tagesdosis an Medikamenten ein und falle in einen tiefen Schlaf. Ich träume von einem pinkfarbenem Oli, der auf meinem Ohrthermometer sitzt und ‚99 Luftballons' singt. Als ich ihn darum bitten möchte, dies zu unterlassen, taucht Sophia auf und sagt, ich solle mich nicht so anstellen. Sie schnappt sich Oli und die Zwei fahren mit meinem kaputten Fahrrad zu Mambo, um Salzstreuer zu kaufen. Schweißgebadet wache ich auf. Falls dieser Traum eine Bedeutung hat, möchte ich die lieber gar nicht wissen.

Ich schlafe wieder ein, mit dem festen Vorsatz, von realistischeren Dingen zu träumen, zum Beispiel, dass ich spontan - ohne daran teilzunehmen - den Ironman gewinne.

Als ich 20 Stunden später aufwache, ist mein Gehirn wieder in der Lage, kleinere Gedankengänge selbstständig und ohne Schmerzen auszuführen. Ich lasse die letzten Tage Revue passieren und befinde, dass mein Dasein gar nicht so langweilig ist, wie ich immer denke. Wenn ich jetzt völlig fit wäre, würde ich aus dem Bett springen und mein Leben für die Nachwelt festhalten. So aber bleibe ich liegen und kann mich nicht entscheiden, ob ich froh oder traurig sein soll, dass mich diese gemeine Grippe an meinem freien Wochenende ereilt hat. Gesundheitlich angeschlagen zu arbeiten, ist in keinem Berufsfeld erstrebenswert, aber wenn man von medizinischem Fachpersonal umgeben ist, ist es die reinste Hölle. Erstens erteilt einem jeder unsinnige Ratschläge wie „Schlaf dich doch mal richtig aus" oder „Iss mehr Obst, das stärkt die Abwehr." Zweitens wird man von niemandem richtig bedauert, weil jeder schon Schlimmeres gesehen hat als beispielsweise einen eingerissenen Fingernagel. Und drittens behandeln Patienten eine kranke Krankenschwester wie einen defekten Kaffeeautomaten, der zwar das Geld verschluckt hat, das lebenswichtige Koffein aber nicht hergibt. Diese erschreckende Tatsache musste ich kurz nach meiner Ausbildung leidvoll erfahren, als ich am vierten Tag nach einer schweren Operation wieder zur Arbeit erschien. Eine Teilschuld trägt natürlich auch unsere Gesellschaft, die sich ja schließlich damit brüstet, den deutschen Staatsbürger schon im Kindergartenalter auf die großen Gefahren unserer Zeit hinzuweisen. Unmittelbar nach meiner Geburt wusste ich schon, dass Drogen gefährlich sind und man nicht in Steckdosen fassen darf. Mit zwei Jahren erfuhr ich, dass man seine eigenen Großeltern nicht verkaufen darf und kurz bevor ich auf eine weiterführende Schule ging, lernte ich, dass man bei roten Ampeln stehen bleiben muss. Aber in meinem ganzen Leben, hat kein Pädagoge oder Erziehungsberechtigter zu mir gesagt: „Steffi, falls du dich je von deinen Weisheitszähnen trennen musst, lass dir niemals alle vier in örtlicher Betäubung aus dem Gesicht meißeln." Was half mir das Wissen, dass LSD Psychosen auslösen kann, als ich nach fast vier Stunden von dem Zahnarztfolterstuhl losgebunden wurde? Erschwerend hinzu kam, dass mein Kieferchirurg ein durchaus attraktiver Mann war, mit Rehaugen und niedlichen Grübchen auf den Wangen. Haben sie eine ungefähre Vorstellung davon, wie schwierig es ist, anziehend zu lächeln, während sich Bohrer, Sauger und niedliche Zahnarztfinger im eigenen Mund befinden?

Nachdem mein Kieferchirurg meine „Achter" in der Tasche hatte, verlor er leider schlagartig jegliches Interesse an mir. Er schrieb mich drei Tage krank und ich warte bis heute vergeblich darauf, dass er sich bei mir meldet, um mich ins Kino einzuladen.

Drei Tage! Das sind nicht mal 24 Stunden pro Zahn! Was blieb mir übrig, als nach Ablauf der Frist wieder an meinem Arbeitsplatz zu erscheinen?

Ich will nicht zu sehr ins Detail gehen, aber so eine Tortur macht einen Menschen nicht unbedingt schöner. Kommentare wie „Hier darf wohl jeder Mutant arbeiten!", gehörten noch zu den netteren Sprüchen, die mir von Patienten entgegengeschleudert wurden.

Da bleibe ich doch lieber im Bett und verkrieche mich vor dem Rest der garstigen Menschheit.

Andererseits sind meine sozialen Kontakte in letzter Zeit sowieso etwas zu kurz gekommen. Ein weiteres Wochenende ohne Verabredung mit meinen Freunden könnte dazu führen, dass ich bald keine mehr habe. Besser, ich rufe sofort mal Nina an und erkundige mich nach meinem Freundschaftsbonuskontostand. Zwar habe ich ihr die neusten Entwicklungen immer brav per SMS gemailt, aber es geht ja nichts über einen persönlichen Kontakt. Auch platonische Beziehungen müssen schließlich gepflegt werden, sonst gehen sie kaputt und dann kann auch Alleskleber nichts mehr retten. Aber wenn man sich so lange kennt wie Nina und ich, können ein paar Tage Funkstille der tiefen und innigen Bindung nichts anhaben. Was wir schon alles erlebt haben! Eigentlich sind wir wie Schwestern, denn wir sind zusammen aufgewachsen. Wir waren schon im Kindergarten unzertrennlich, was vielleicht daran lag, dass sonst niemand mit uns spielen wollte. Nina, die eigentlich Antonia heißt und in Bologna geboren wurde, war der deutschen Sprache nicht mächtig und ich hatte damals so eine fiese Augenklappe, vor der die anderen Kinder Angst hatten. Uns störte die Ausgrenzung nicht, denn wir hatten auch so eine Menge Spaß. Im Sommer kletterten wir gemeinsam auf Bäume und fielen einzeln wieder runter. Wir ließen Ninas Bruder im Nachbargarten Obst klauen und testeten an Sophias, ob es schon reif war. In der kalten Jahreszeit versuchten wir Iglus zu bauen, in denen wir leben wollten. Leider kamen wir nie über den Grundriss hinaus und so mussten wir weiter bei unseren Eltern wohnen. Davon nicht im Mindesten getroffen, testeten wir arglos die Belastbarkeit der Eisdecke auf einem nahegelegenen See. (Nur fürs Protokoll: Zwei Kinder und ein Schlitten brachten das Eis zum ächzen und die Erwachsenen fast zum Infarkt!) Später in der Schule lernte wir erst lesen, dann schreiben und schließlich abschreiben.

Gemeinsam entdeckten wir die wirklich wichtigen Dinge auf dieser Erde. Beginnend mit Barbys Welt, danach die Lebensweisheiten der Bravo und zu guter Letzt das Universum der Schminke. Zusammen überwanden wir den ersten Liebeskummer, den zweiten und alle folgenden. Als ich neun war, schlug Nina mir beim Bockspringen zwei Milchzähne aus und ich revanchierte mich, als ich ihr an Silvester versehentlich die Haare anzündete. Richtig Streit gab es aber nur, wenn wir Ninas Lieblingsspiel spielten. Vielleicht waren meine Reaktionen manchmal etwas überzogen, aber es ist auch wirklich schwer für ein Kind, wenn es beim Monopoly ständig verliert! Das kann doch nicht pädagogisch wertvoll sein! Wer würde da nicht das gesamte Spiel vom Tisch fegen?

Nina kennt mich besser als ich mich selber und umgekehrt. Wir wissen beide, dass wir uns 100% und in jeder Lebenslage auf den anderen verlassen können. Es ist also völlig undenkbar, dass sie mich wegen einer Lächerlichkeit wie unzureichender Kommunikation ersatzlos von der VIP-Liste gestrichen hat.

„Schatz, da ist eine fremde Frau am Telefon, die behauptet, dass sie deine beste Freundin ist. Soll ich sie abwimmeln?", wirklich sehr witzig von Paul. Warum genau fand ich ihn noch mal nett? „Frag die Person, ob sie sich in ihrer Wohnung befindet!", brüllt Nina von irgendwoher. „Ja, ihre Nummer war auf dem Display." Paul ist wirklich ein Fuchs. „Sag ihr, ich komme vorbei." „Verehrte Unbekannte, ich soll Ihnen ausrichten..." „Danke Paul, ich hab´s gehört." Zum Glück verdient er sein Geld nicht mit Humor, sonst kämen wirklich harte Zeiten auf die beiden zu.

„Na, du siehst aber beschissen aus, bist du krank?" Nette Begrüßung. „Aber schön, dass man dich auch mal wieder live und in Farbe sieht." Oh, das war ja steigerungsfähig. Wenn Nina so guckt, hat sie fast etwas Ähnlichkeit mit Gargamel, kurz bevor er in die Luft geht. „Ach Süße, sei nicht sauer. Erst das Beziehungschaos meiner Schwester, die Rückkehr meiner Erzeuger und dann noch diese gemeine Grippe. Ich wusste gar nicht mehr, wo oben und unten ist!", antworte ich verschnupft.

„Das musst du mir sowieso genauer erzählen!" Gerührt über so viel Mitgefühl beginne ich einen detaillierten Krankenbericht abzuliefern. „Nein!", unterbricht mich Nina „Das mit Sophia! Ist sie wirklich zu Pascal zurück gegangen? Einfach so?" War ja klar, dass die Einzelheiten meiner fiesen Erkrankung nicht so interessant sind, wie das Liebesdrama meiner Schwester. Aber gut, ich bin schließlich ein flexibler Entertainer! „Sie hat gesagt, dass sie auch Fehler gemacht hat und dass wahre Liebe alles verzeiht", zitiere ich Sophia wörtlich. „Was sind das bitte für Fehler, die es rechtfertigen, dass dein Typ mit ner anderen durch die Betten hüpft?", fragt Nina entsetzt „Hat sie etwa seine Hemden nicht ordentlich gebügelt oder nur vegane Speisen gekocht?" „Keine Ahnung! Woher soll ich wissen, was in Sophias Kopf vor sich geht?" Nina ist ehrlich empört. Wir unterhalten uns noch eine halbe Stunde über dieses Thema, bis unsere Wortschätze keine weiteren Synonyme für „unglaublich" und „nicht nachvollziehbar" hergeben.

Danach bringt Nina mich auf den neusten Hochzeitsvorbereitungsstand. Zweifel an ihrer Beziehung hat sie keine mehr, aber dafür nun an der Menschheit. Der Pfarrer ist über die Massen am Liebesleben der Verlobten interessiert, die Blumenfrau unfreundlich und der Koch findet seine eigenen Menüvorschläge besser als die des Brautpaars. Nina überlegt ernsthaft, dem neugierigen Geistlichen ein privates Sexvideo zukommen zu lassen, die Floristin zu wechseln und den Gastronomen umzubringen. Paul sieht allem gelassen entgegen und Nina wird vor Aufregung langsam aber sicher verrückt. Sie redet sich richtig in Rage und ich überlege, ob ich mich prophylaktisch mit einer Tüte bewaffnen soll, um auf einen eventuellen Notfall, in Form einer hyperventilierenden Nina in meinem Wohnzimmer, vorbereitet zu sein. Während ich noch versuche, den Ernst der Lage abzuschätzen, behauptet Nina, dass das Einzige, was sie beruhigen kann, eine lustige Runde Monopoly sei. Dagegen erscheinen mir erste Hilfemaßnahmen richtig verlockend! Ich lehne die Herausforderung dankend ab, da meine Erkältung schlagartig schlimmer wird und sie verabschiedet sich beleidigt.

Ich glaube, Nina weiß gar nicht, auf welche harte Probe sie unsere Beziehung bei jeder Partie stellt! Außerdem ist es mir einfach peinlich und ich meine gar nicht so sehr die Tatsache, dass ich ständig verliere, sondern in welcher Eindeutigkeit! Wenn ich mal ausnahmsweise nicht im Gefängnis sitze, tappe ich zielsicher auf Ninas Felder. Was sich nicht vermeiden lässt, weil sich sowieso alle Flughäfen, Werke und Straßen in ihrem Besitz befinden. Im Laufe des Spiels verspüre ich immer intensiver den Drang, das Brett vom Tisch zu fegen. Während ich mir ständig ins Gedächtnis rufe, dass ich älter als fünf bin und man auch verlieren können muss, stellt Nina fröhlich ein Hotel nach dem anderen auf. Wenn es nicht gegen die Regeln wäre, würde sie auch das „Los-Feld" bebauen. Nur mit viel Selbstbeherrschung schaffe ich es, meine Aggressionen vor Nina zu verbergen. Ist ja schließlich nur ein Spiel und kein Grund, eine tiefe Freundschaft zu zerstören! Spätestens, wenn ich an diesem Punkt angelangt bin, ziehe ich die Ereigniskarte "Lasse alle deine Häuser renovieren." Ich besitze zwar grundsätzlich höchstens drei, aber die sind erstens noch hübsch und ganz und gar nicht sanierungsbedürftig und zweitens kann ich mir das nicht leisten. Nina, ganz Geschäftsfrau und nicht im geringsten beste Freundin, bietet mir dann großzügig an, die Kosten zu übernehmen, wenn ich ihr im Gegenzug meinen restlichen Immobilienbesitz überlasse. Das bedeutet natürlich meinen völligen Ruin und mir steigen vor lauter

Wut Tränen in die Augen. Ich weiß, das klingt jetzt nach einem ganz schlechten Verlierer, aber zwanzig Jahre lang bei dem gleichen Gesellschaftsspiel demselben Gegner zu unterliegen, ist wirklich bitter. Und sicher ist Ihnen bekannt, dass man den blöden Spruch „Pech im Spiel, Glück in der Liebe" auch nirgendwo einklagen kann!

Ich bleibe faul auf dem Sofa liegen und beobachte die Fernbedienung. Sie befindet sich außerhalb meiner Reichweite. Ein kniffeliges Problem für jemanden, der zwar Fernsehen möchte, aber nicht gewillt ist, sich von seiner derzeitigen Position fortzubewegen. Eindeutig ein Organisationsdefizit. In einem gut strukturierten Haushalt ohne Bedienstete, sollten sich lebensnotwendige Gegenstände immer in greifbarer Nähe befinden. Aber die Hoffnung stirbt zuletzt. Wenn ich sie lange genug anstarre, kommt sie vielleicht freiwillig zu mir herüber. Ich glaube fest an mystische Dinge wie Telepathie, Akupunktur und den Mann im Mond. Leider ist meine batteriebetriebene Ein/Aus- und Umschalthilfe nicht mit übernatürlichen Kräften ausgestattet, genau wie ich, und nach 10 Minuten gebe ich resigniert auf.
Sehr tragisch, dass es nicht geklappt hat. Ansonsten wäre ich dazu übergegangen, meine Fähigkeiten gewissenhaft zu trainieren und auszubauen. In naher Zukunft hätte ich dann die Welt von meinem Wohnzimmer aus, durch pure Gedankenkraft, regieren können! Für den Anfang wäre ich aber auch mit einer fliegenden Fernbedienung zufrieden gewesen. Egal, was bringt es, Dingen hinterher zu trauern, die sich nicht ändern lassen? Man soll sich ja auf die Möglichkeiten beschränken, die man zur Verfügung hat und diese ausschöpfen. Ich widme mich Objekten, die sich in unmittelbarer Nähe zu meiner Person befinden. Mal sehen, die Auswahl ist begrenzt. Wir hätten da die Programmzeitschrift. Sehr witzig! Mir erscheint eine Fernsehzeitung wenig effektiv, ohne die Macht über den

Fernseher. Mit geringem Einsatz könnte ich auch das Stretchingband erreichen, welches halb unter der Couch herausguckt. Oh, das verhasste Ding und das, was damit zusammenhängt, hatte ich ja völlig verdrängt!

Ich verachte nämlich diesen ganzen Fitnesswahn aus tiefster Seele!

Ja, ich weiß, dass es gerade sehr *in* ist, mit dem Fahrrad die Pyrenäen zu erklimmen oder den Atlantik mit einem Kanu zu bezwingen, aber ich bin bekennender Sportmuffel und dafür schäme ich mich auch nur ein bisschen!

Außerdem habe ich das gar nicht nötig!

Denn ich vertrete die - zugegeben sehr bequeme - Einstellung, dass man sich nicht über alle körperlichen Defizite, die man so mit sich rumschleppt, aufregen sollte. Ich wäre ja sonst den ganzen Tag mit nichts anderem beschäftigt! Deshalb habe ich, nach reiflichen Überlegungen, meine Komplexe selektiert und auf ein bescheidenes Maß verringert. Als erstes ist mein Zellulitis-Komplex rausgeflogen. Warum den Kopf über Orangenhaut zerbrechen? Eine reelle Chance habe ich eh nicht, genau wie jede andere Frau, die das 20 Lebensjahr überschritten hat. Ich beschwere mich ja auch nicht darüber, dass meine Haut permanent vorhanden ist und 98% meines Körpers bedeckt.

Frauen haben nun mal ein breiteres Becken, Brüste, an jeder Hand fünf Finger und eben Zellulitis. Ganz ehrlich, wenn ich *keine* Orangenhaut hätte, dann würde ich mir ernsthaft Gedanken machen!

Was sich dagegen nicht so einfach schönreden lässt, ist die Frage nach dem Ideal- bzw. Wohlfühlgewicht. Man will schließlich weder so aussehen, als ob es auf der Welt keine Nahrung mehr geben würde, aber auch nicht so, dass die Leute denken, man sei der Grund dafür.

Die durchschnittliche Frau macht in ihrem Leben schätzungsweise 36,3 Diäten durch und bricht ziemlich genau die gleiche Anzahl wieder ab. Es handelt sich also um ein ebenso leidiges wie abgedroschenes Themengebiet. Es vergeht kein Tag, an dem der westliche Mensch nicht damit konfrontiert wird. (Taubstumme Blinde, die in einsamen Berghütten leben, mal ausgenommen.) Natürlich gilt auch hier das Prinzip von Angebot und Nachfrage und da wir diesen Wahnsinn allesamt unterstützen, darf sich niemand beschweren, dass die Unterhaltungsbranche eine neue Schlankheitskur nach der anderen präsentiert.

Ich meine, wenn ich die Wahl zwischen zwei Zeitungen habe, nehme ich doch die, die damit wirbt, dass sie die Wunderformel für meine neue Traumfigur enthält. Oder wenn der Fernsehmoderator ankündigt, dass nach der Werbung die ultimative, neue Diät präsentiert wird, schalten Sie dann um? Dabei weiß doch jeder von uns, dass die überflüssigen Pfunde sich nicht aus lauter Angst vor dem Mann im TV aus dem Staub machen werden. Es reicht nämlich nicht, zu wissen, wie eine Diät theoretisch funktioniert, man muss sie in die Realität umsetzen. Wirklich wahr! Disziplin und Durchhaltevermögen sind gefragt, um Schokoladenkekse dauerhaft durch Rohkost zu ersetzen oder die schicken Sandalen gegen atmungsaktive Turnschuhe einzutauschen. All das wäre kein Problem, wenn man sich bei ebay einen starken Willen kaufen und parallel das Hungergefühl zum Festpreis versteigern könnte.

Jetzt ist das Essverhalten ja von Mensch zu Mensch sehr unterschiedlich.

Es gibt Erdenbewohner, die können nicht essen, wenn sie traurig oder gestresst sind. Andere essen nicht im Sommer, weil es zu heiß ist, wieder andere nicht im Winter, weil sie sowieso nie essen. Dann soll es sogar Menschen geben, die immerzu essen und ihr Idealgewicht dennoch standhaft verteidigen. Viele Frauen leben den ganzen Zyklus lang nach einem strengen Ernährungsplan und halten sogar den Heißhungerattacken vor ihrer Periode stand. Bewundernswert!

Auf mich trifft bedauerlicherweise keiner dieser Zustände zu. Wenn ich deprimiert bin, sind Süßigkeiten die Therapie der Wahl, bei Stress benötige ich extra Zucker, um nicht auszuflippen. Im Sommer esse ich, weil alles so schön und warm, im Winter, weil es draußen kalt und in der Wohnung gemütlich ist. Dazu kommt, dass ich die drei Wochen vor und während meiner Menstruation besonders viel esse. Zusammenfassend lässt sich sagen, dass für mich immer der richtige Zeitpunkt ist, um Nahrung jeglicher Art zu mir zu nehmen, ergo ist nie der richtige Zeitpunkt für eine Diät. Jetzt kann man ja prinzipiell kleinere Sünden durch größere, sportliche Leistung ausgleichen, doch da sich meine privaten körperlichen Aktivitäten auf die gelegentlichen Badmintonduelle mit Nina beschränken, stellt diese Option auch keine geeignete Alternative dar. Glücklicherweise beschert mir mein Beruf nicht nur ein lächerliches Gehalt, sondern nebenbei einen hohen Energieverbrauch.

Das glauben Sie nicht? Hier die harten Fakten:

Geschätzte Distanz, die eine Krankenschwester pro Dienst zurücklegt: 1338,2 Km.

Durchschnittliches Gewicht, welches transportiert werden muss, wenn der Patient vom Bett in den Stuhl möchte: 1000 Pfund.

Vom Stuhl zur Toilette: 1000 Pfund.

Vom WC in den Stuhl: 955 Pfund

Mit dem Kopf gegen die Wand schlagen: 150 kcal/Stunde

Patientenweitwerfen: 4000 kcal/Stunde

Ich dachte immer, falls das alles einmal nicht reichen sollte, bleibt die Gewissheit, dass dicke Menschen viel schwerer zu kidnappen sind!

Mit dieser Einstellung habe ich die letzten 28 Jahre prima gelebt und regelmäßiger Sport war für mich immer undenkbar.

Zu meinem Leidwesen zwangen mich die Umstände, diese Haltung grundlegend zu überdenken. Kennen Sie das, wenn man morgens völlig verschlafen ins Badezimmer stolpert und bei einem beiläufigen Blick in den Spiegel entsetzt feststellt, dass man über Nacht einen kleiderschrankgroßen Pickel bekommen hat? Einen von der Sorte, denen man Namen gibt, weil man genau weiß, sie werden die nächsten Monate als treue Begleiter fungieren. So ähnlich erging es mir eines verregneten Tages, als ich meine Personenwaage betrat. Das mache ich jeden Morgen, sonst wäre der Kauf von diesem überteuerten Glasding ja völlig sinnlos gewesen!

Normalerweise verzichte ich jedoch darauf, mir das ermittelte Ergebnis anzusehen. An diesem schicksalhaften Oktobermorgen unterlief mir leider ein schrecklicher Fehler, denn aus dem Augenwinkel erblickte ich das Ergebnis: Zweistellig (Okay, das war klar), aber so was von im hinteren Teil von zweistellig! Noch 30 Kilo dazu und es ist vorbei mit Zweistelligkeit!

Das ist jetzt ein paar Monaten her und ich finde, dass ich dieses Problem sehr offensiv angegangen bin. Zuerst schloss ich mögliche Fehlerquellen aus. Ich überprüfte die Statik in meiner Wohnung und kam zu dem bedauerlichen Schluss, dass der Boden sehr gerade ist. Danach gingen mir leider die Ideen aus, da ich mir eine kosmetische Operation nicht leisten kann und meine Krankenkasse nicht gewillt war, die Kosten zu tragen. (Und ich dachte, in unserem Land wird Prävention großgeschrieben!)

Was blieb mir übrig? Ich schritt zur Tat und rief kleinlaut in einem Fitnessstudio, mit dem Ziel in selbigem ein Probetraining zu absolvieren. Um meine sporthassende Seele und meinen untrainierten Körper behutsam auf diese Herausforderung vorzubereiten, legte ich den Termin auf Ende März. Das blöde Stretchingband kaufte ich noch am gleichen Tag, um meiner Waage zu beweisen, wie ernst es mir war!

Das Probetraining ist nächste Woche - wie schnell ein halbes Jahr vergeht!

Ich nehme mir fest vor, gleich morgen meine Fitness- und

Dehnübungen wieder aufzunehmen. In meinem jetzigen, desolaten Gesundheitszustand sind Stretchingübungen natürlich undenkbar und ungerecht. Denn was würde die Fernbedienung von mir denken? Erst bin ich nicht in der Lage, die lächerliche Distanz zwischen uns zu überwinden, und dann vollführe ich lustige Verrenkungen mit einem Gummiband!

Zu meiner überschwänglichen Freude entdecke ich mein Handy. Meiner Meinung nach kommt so ein Mobiltelefon dem Übernatürlichen schon ziemlich nahe. Wenn man sich mal überlegt, was so ein kleines Teil alles kann: Fotografieren, die Uhrzeit anzeigen und Unmengen an Daten speichern. Dadurch werden viele unhandliche Gebrauchsgegenstände wie die Einwegkamera, das Adressbuch und natürlich die Telefonzelle überflüssig. Sehr praktisch für Frauen wie mich, die eh immer zu wenig Platz in der Handtasche haben.

Mir kommt eine Idee, die an Originalität nicht zu toppen ist. Ich könnte jemanden anrufen! Nur welchem meiner unzähligen Freunde lasse ich denn diese große Ehre zu Teil werden? Mein tief verwurzeltes Gerechtigkeitsgen hat einen genialen Einfall: Ich wähle einfach die letzte entgangene Nummer. Toller Plan! So kann ich meine Langeweile bekämpfen und wirke dabei auch noch zuverlässig und interessiert an meiner Umwelt. Erfahrungsgemäß drücken nämlich nur Menschen mit solchen Eigenschaften auf die Wahlwiederholungstaste und fragen dann sehr geistreich: „Du hast mich angerufen?"

Nebenbei ein Hoch auf das Genie, das die Anruflisten erfunden hat! Ein schöpferischer Einfall, der aus der modernen Zeit gar nicht mehr wegzudenken ist. Wenn man sich zum Beispiel nach einer durchzechten Nacht nicht erinnert, ob man den Ex aus dem Bett geklingelt hat, so kann man dies anhand der Sparte „Gewählte Rufnummern" genau nachvollziehen. Bekanntermaßen ist so ein Handy undiplomatisch und schonungslos ehrlich. Neben einem ausgeprägten Kater muss man dann zwar mit der Schande leben, dass man nicht nur einmal, sondern gleich dreizehnmal angerufen hat, aber dafür ist man wenigstens im Bilde.

Ich öffne also die Liste „Unbeantwortete Anrufe". Ganz oben steht Sophias Name. Die gilt nicht, mit der bin ich verwandt. Außerdem macht sie bestimmt gerade irgendwas ganz Tolles mit Pascal und da will ich nicht stören. Der Anruf davor kam aus der Klinik. Zählt auch nicht, ist schließlich keine Person. Ich muss betrunken gewesen sein, als ich denen meine Handynummer gegeben habe! ISDN mit Rufnummersendung - auch so eine grandiose Erfindung! Was die wohl wieder wollten? Der Nächste ist von Nina. Na, da ruf ich ganz bestimmt nicht an, die ist ja gerade erst zur Tür raus. Der Vierte ist von Oli. Ach wie fürsorglich! Er wollte bestimmt meinen Gesundheitszustand erfragen. Oder auch nicht, der Anruf ist vierzehn Tage her. Da war doch was?! Ach ja, ich habe ihn weggedrückt, weil ich mit Gemüse beladen und genervt war. Das war aber auch ein ungünstiger Moment. Gerade dem stressigen Klinikalltag entronnen, das Supermarkt-Duell gegen die alte Dame verloren und eine liebeskummerkranke Schwester zu Hause. Ich konnte ja nicht ahnen, dass er mich heldenhaft aus der „Ich will zwar hier einkaufen, kann aber nicht zahlen-Situation" befreien würde. Eigentlich sehr nett von ihm, dass er mir geholfen hat, obwohl ich mich die ganze Zeit so widersprüchlich und abweisend verhalten habe. An Karneval lernt er eine aufgeschlossene Betrunkene kennen, die Tage später unter fadenscheinigen Begründungen aus einem Café stürmt, danach jegliche Form der Kontaktaufnahme ignoriert, aber bereitwillig seine Ersparnisse in Erkältungsbäder investiert. Oli hält mich bestimmt für eine zickige, undankbare Verrückte. Ich werde ihn jetzt anrufen und ihm ein ganz neues Bild von mir vermitteln: Höflich, freundlich und völlig unneurotisch. Entschlossen drücke ich auf die Wahlwiederholungstaste. Mein treues Handy wählt, ich räusper mich und Mist! Mailbox! Ich hasse es, fremden Menschen auf Band zu sprechen. Oh, mein Einsatz. „Äh Hallo! Ich wollte mich noch mal bei dir bedanken, wegen neulich und fragen, wann ich dir das Geld wiedergeben kann. Meld dich einfach." Super gemacht! Sehr souverän! Wäre sicher hilfreich gewesen, auch meinen Namen zu hinterlassen! So als unwichtige Information am Rande! Was nun? Noch mal anrufen? Ach Unsinn, er wird ja wohl nicht andauernd den rettenden Samariter spielen. Außerdem hätte er dann einen weiteren Grund, meinen Geistes-zustand zu hinterfragen. Ich finde, ich habe mein Menschenmöglichstes getan. Jetzt ist er wieder dran.

Ich schlafe auf dem Sofa ein, was sich am nächsten Tag als ganz blöde Idee herausstellt, denn mein Rücken verlangt beleidigt nach einem Chiropraktiker. Vielleicht ist Sophia nur zu Pascal zurückgegangen, weil ihr die Schlafstätte in meinem Hotel zu unbequem war. Dafür hätte ich spätestens jetzt Verständnis. Mit Erkältung, Kreuz-schmerzen und Neurosen jeglicher Art würde mich der MDK ohne Probleme in Pflegestufe 3 einstufen. Ob Altersheime auch Menschen unter 30 aufnehmen?
Ein Blick auf mein Handy bestätigt meine unglaubliche Vermutung. Ich bin nicht nur ein körperliches Wrack, sondern obendrein unbeliebt und abgeschrieben. Oliver hat sich nicht gemeldet. Keine SMS, kein Anruf - gar nichts. Spätestens jetzt bin ich ehrlich deprimiert.
Warum reizt den Mensch an sich die Herausforderung? Gerade wenn es um die Partnerwahl geht. Im Alltag beschreitet man ja gerne den Weg des geringsten Widerstands. Warum sollte man auch die hinterste Dose Ravioli aus dem Regal fischen, wenn die Vorderen gut und ohne Anstrengung erreichbar sind? Warum mit Gargamel streiten, wenn man eh nicht gewinnen kann?

Aber wenn es um die Liebe geht, sieht es plötzlich ganz anders aus. Langweilig ist der beste Freund, der schon immer in einen verliebt war. Anziehend wird dieser, wenn er mit einer anderen daherkommt. Sogar kleine Kinder erklären die Wasserpistole, die seit Jahren im Schrank vergammelt, zum Lieblingsspielzeug, wenn ein Fremder damit rumspritzen will. Wer kennt das nicht? Man befindet sich seit geraumer Zeit in einer festen Beziehung und will sich schon seit einem halben Jahr trennen. Bisher hat man aber einfach noch keine Zeit für ein klärendes Gespräch gefunden und so wartet man weiter auf den richtigen Zeitpunkt. Erst war Weihnachten, dann Jahrestag und Aschermittwoch ist auch kein geeignetes Trennungsdatum. Wenn der Andere dann seine Sachen packt, bevor man ihm gesagt hat, dass es aus ist, wird er urplötzlich wieder interessant. Schlagartig wird einem klar, dass man die Person liebt, die gerade ihr Musikinstrument aus der gemeinsamen Wohnung schleppt. Man unternimmt alles, bis der andere einlenkt. Dieser ist leicht zu überzeugen, denn wer hat schon Lust, ein Klavier aus der vierten Etage ohne Aufzug die Treppe herunter befördern? Man lebt glücklich bis zu dem Tag, an dem das mangelnde Taktgefühl des Anderen einen erneut in den Wahnsinn treibt. Schlussletztendlich trennt man sich dann doch und wo früher stolz das Klavier weilte, steht jetzt eine Stereoanlage.

Ist das Besitzerstolz, masochistisch oder einfach nur idiotisch?

Ein Oli, der sich nicht meldet, ist allemal interessanter als der gleiche Oli, dessen Anrufe ich nicht angenommen habe. Das ist total krank, aber wenigstens bin ich mir darüber im Klaren.

Ich hege den Verdacht, dass in meinem Inneren der Ehrgeiz eingezogen ist und wo er es sich schon einmal gemütlich gemacht hat, lässt sich dieses garstige Männchen nicht so schnell vertreiben. Meine Gedanken drehten sich an diesem Morgen um einen Typen, den ich eigentlich kaum kenne und der die Frechheit besitzt, mich zu ignorieren und das schon seit über zwölf Stunden. Während der Kaffee durch die Maschine läuft, stelle ich verschiedene Theorien auf, die erklären, warum Oli mich mit Nichtachtung straft. Vielleicht hat er sein Handy verloren oder sein Gedächtnis oder einfach das Interesse? Eine Niederlage, bevor der eigentliche Kampf begonnen hat? Das ist mal etwas ganz Neues. Normalerweise lernen mich die Männer erst intensiv kennen, bevor sie beschließen, mich sitzen zulassen. In Gedanken versunken stopfe ich mein Frühstück in mich hinein. Kekse und Kaffee. So krank kann ich gar nicht mehr sein. Der Alltag hat mich wieder. Das Telefon klingelt. Endlich! Gut, dass ich die Nerven bewahrt und darauf verzichtet habe, das Fassungsvermögen von Olis Mailbox zu testen.

"Steffi, wo bleibst du?", schallt mir eine eindeutig weibliche Stimme entgegen, die verdächtig nach meiner Kollegin Maike klingt. „Ach, du bist es nur", antworte ich gewohnt charmant. „Was gibt's denn?" „Was es gibt? Du hast seit ner halben Stunde Spätdienst!" „Aber das kann doch gar nicht sein! Ich muss doch erst Freitag wieder arbeiten", erwidere ich verdutzt. „Heute ist Freitag!", klärt Maike mich auf „Und beeil dich, Madame Medusa hat ganz schlechte Laune!" Oh je, ist nur ein vages Gefühl, welches mich gerade beschleicht, aber das klingt nicht gut. MEDUSA ist unsere Abteilungsleitung. Das ist eine moderne Version der früheren Oberschwester. In den goldenen Zeiten, als Krankenhäuser noch viel Geld besaßen und die Patienten noch verängstigte, zahme Schäfchen ohne jegliche Rechte waren, konnten sich die Kliniken auf jeder Station eine Oberschwester leisten. Irgendwann erfand dann ein Weltverbesserer die Menschenrechte. Das war nur der Anfang vom Ende der bis dato unangefochtenen Alleinherrschaft der Oberschwestern. Ihr strenges Regime wurde in ein kundenorientiertes umgewandelt und bewährte, platzsparende Einrichtungen wie beispielsweise Sechsbettzimmer wurden abgeschafft. Schicke Zweibettzimmer sind natürlich teuer, genau wie regelmäßige Fortbildungen zum Thema Umgangsformen. Solche Pflichtveranstaltungen finden tatsächlich in unserer Klinik statt! Gebildete, erwachsene Menschen, die im Bereich Medizin oder Pflege arbeiten, können dort lernen, dass man sich bei Patienten erst vorstellt, bevor man sie aufschneidet oder ihnen Einläufe verpasst. Darüber hinaus erfährt man, dass Hände nicht in Hosentaschen, Zimmertüren nicht zugeknallt und Patientenessen nicht in Mitarbeitermägen gehören. Auf den Gesichtern der Teilnehmer ist stets eine Mischung aus Überraschung und Entsetzen abzulesen. Die Klinik würde sicher enorme Gewinne erzielen, wenn sie das Personal bei solchen Versammlungen filmen und die Urheberrechte an private Fernsehsender verkaufen würde. Da aber das Management für solche Vorschläge zu spießig ist, kosten diese Fortbildungen nur Nerven und Geld. Heute müssen bekanntlich alle sparen und Sie werden sehr überrascht sein, wenn ich Ihnen nun verrate, dass auch unser Gesundheitssystem finanziell gesehen eher schlecht dasteht. Wo aber soll man Geld herbekommen, wenn kreative Ideen im Keim erstickt werden, man Patienten nicht beklauen und die Behandlungspreise nicht selbst festlegen darf? In unserem Krankenhaus hat sich die Führungsetage dafür entschieden, bei den Angestellten zu sparen. Die Mitarbeiterpreise in der Cafeteria wurden verdoppelt, Parkplatzgebühren für Personal eingeführt und - wo man schon einmal dabei war, die Belegschaft zu schröpfen - berechnete man den Stellenschlüssel neu. Unter anderem befand man, dass eine Oberschwester pro Abteilung völlig ausreichend ist. Kurzerhand wurden Stellen wegrationalisiert und vier Stationen unter die Leitung von Madame Medusa gestellt. In der naiven Vorstellung der meisten Menschen ist eine Oberschwester eine übergewichtige, unfreundliche und rigorose Person, die mit mittelalterlichen Methoden ihre Untergebenen tyrannisiert. Dieser Mythos ist natürlich völlig veraltet, denn es gibt viele junge, innovative und kompetente Führungskräfte in der Pflege, die ihre Mitarbeiter durch ihre freundliche Art motivieren und fördern. Medusa entspricht leider dem herkömmlichen Klischee auf der ganzen Linie. Sie überwacht penibel alle unfallchirurgischen Stationen, terrorisiert ihre Untergebenen und bei dem kleinsten Verstoß gegen diverse Auflagen droht sie mit Abmahnungen, Entlassungen oder Folter. Unpünktlichkeit kann sie übrigens gar nicht leiden.

Doch nicht nur Medusas Führungsstil soll hier besonders Erwähnung finden, auch ihre Geschwindigkeit ist bemerkenswert.

Ihre größte Spezialität ist das lautlose Anschleichen von hinten, besonders in Situation, in denen man sie am wenigsten gebrauchen kann. Trotz ihrem massiven Gewicht von geschätzten 130 Kilo kann sie größere Distanzen in einer lächerlichen Zeit überwinden und ich bin überzeugt, dass sie mich bei einem 100-Meter-Lauf locker schlagen würde. War Madame Medusa gerade noch damit beschäftigt, das Laborpersonal im Erdgeschoss zusammenzustauchen, taucht sie Sekundenbruchteile später im dritten Stockwerk auf, um in ihrer Abteilung ein neues Opfer zu finden. Ich persönlich hege ja die Vermutung, dass Medusa sich in einem Selbstversuch geklont hat und ihre Kopien an strategisch wichtigen Punkten postiert hat. Da ich diese Theorie nicht beweisen kann, glauben mir meine Kollegen leider nicht. Maike behauptet sogar, ich sei psychisch auffällig, weil ich so ungewöhnliche Ideen habe. Sie wird sich ganz schön wundern, wenn ich ihr eines Tages ein Foto präsentieren werde, welches fünf Medusas zeigt, die aufgrund meiner Enttarnung völlig überrascht in die Kamera blinzeln!

Natürlich heißt unsere geliebte und hoch geschätzte Abteilungsleitung nicht wirklich Medusa. Aber es ist schon schwierig genug, einer solch massive Erscheinung in die Augen zu sehen und Dinge wie „Aber natürlich, Frau Fleischhauer", zu sagen. Sie aber hinter ihrem Rücken so zu nennen, entbehrt jeglicher Realität! Da sich sowohl äußerlich als auch charakterlich eine gewisse Ähnlichkeit nicht verleugnen lässt, haben wir sie nach dem Monster benannt, welches in dem Trickfilm Bernhard und Bianca den Mäusen das Leben schwer macht. Medusa ist quasi das weibliche Gegenstück von Gargamel. Wenn die beiden aufeinander treffen ist es so, als würde in einem Erdbebengebiet ein Vulkanausbruch dem obendrein tornadogeschädigten Land den Rest geben. Man stelle sich die kleine Steffi, die diesen Monat erst zum zweiten Mal zu spät kommt, zwischen diesen Naturgewalten vor und fragt sich, was wohl von ihr übrig bleiben würde.

Es ist also höchste Eile geboten, wenn ich dem Ende des Tages nicht als arbeitsloser, zerzauster Abklatsch von mir selbst begegnen will! Soweit es meiner Umwelt zuzumuten ist, verzichte ich auf kosmetische Behandlung und zerre, nach einer viel zu kurzen Dusche, die obersten Kleidungsstücke aus meinem Schrank. Hastig klettere ich in die auserwählten Klamotten und werfe aus purer Gewohnheit einen kurzen Seitenblick in den Spiegel. Hellblauer Pullover auf grün-gelb gemustertem Rock - gewagte Kombination! Zum Umziehen bleibt keine Zeit, zumal das zwanghafte „Ich verlasse meine Wohnung-Ritual", noch bevorsteht. Mit diesen Neurosen ist es überhaupt so eine Sache. Je später man dran ist, desto sicherer tauchen sie auf! Ich muss mich diesem Problem wirklich mal ernsthaft entgegenstellen, aber nicht jetzt. Also: Fenster? Geschlossen! Herd? Aus! Wasserhähne und Heizkörper? Zugedreht! Haustür zu! Fluchtartig Treppe hinab stürmen und wieder hinauf. Haustür wieder aufsperren. Erneute Herdkontrolle! Haustür wieder abschließen und los. ÖMES gekonnt auf überteuertem Parkplatz abstellen, im Krankenhaus einmarschieren, Pförtner freundlich grüßen, Besuchern ausweichen, Treppen zum dritten Stock erklimmen, atemlos Station betreten, Medusa erblicken, panisch Versteck suchen und - zu spät!

„Schwester Stefanie!", schallt mir ihre Stimme entgegen. „Schön, dass auch Sie den Weg zu ihrem Arbeitsplatz gefunden haben!" Sehr gut, das heißt, also ich habe noch einen Arbeitsplatz. „Ich bitte vielmals um Entschuldigung, aber ich hatte ein schwerwiegendes privates Problem", antworte ich mit hochrotem Kopf, was weniger auf die Lüge als auf meinen Sprint zurückzuführen ist. „Ach welches denn diesmal?", fragt Medusa. Gehirn, lass mich jetzt bitte nicht im Stich! „Ich war beim Arzt!", verkünde ich und huste dabei eindrucksvoll. Das fällt mir nicht mal schwer, denn meine von Zigarettenkonsum und Erkältung geschwächte Lunge protestiert vehement gegen die ungewohnte Sporteinlage. Medusa mustert mich misstrauisch, doch bevor sie weitere bohrende Fragen stellen kann, klappt eine Patientin mitten auf dem Stationsflur zusammen.

Ich hasse Notfallsituationen! Das Schlimme an ihnen ist, dass man nie weiß, wann sie eintreffen und worin der Notfall eigentlich besteht. Es wäre wirklich für alle Beteiligten einfacher, der betreffende Kandidat würde am Vortag ankündigen, er gedenke morgen gegen 10 Uhr einen Herzinfarkt im Aufenthaltsraum zu erleiden. Dann wären zum fraglichen Zeitpunkt die erforderlichen Medikamente schon fertig aufgezogen und das Reanimationsteam stünde einsatzbereit vor Ort.

Die Realität sieht natürlich anders aus. So auch heute. Frau Krüger hat ihren Zusammenbruch vorher nicht angemeldet, sondern setzt voll auf spontane Dramatik. Wir brüllen gleichzeitig „Notfall" und rennen los. Medusa ist als

Erste am Ziel. Sie tastet nach dem Puls und nickt mir zu. Ich packe Frau Krügers Beine und halte sie in die Höhe. Glücklicherweise lässt der Effekt nicht lange auf sich warten. Frau Krüger öffnet die Augen und fragt: „Was machen Sie da?" Mittlerweile ist auch unser Stationsarzt eingetroffen und ordnet das komplette Programm an: Blutbild, Röntgen, Kreislaufüberwachung und Patientin ins Bett verfrachten. Grandiose Idee!

Nach einer halben Stunde sind alle lebensbedrohlichen Krankheiten ausgeschlossen und wir kommen zu dem Ergebnis, dass es sich um einen schlichten Kreislaufkollaps handelt. Erneut wäre der Beweis angetreten, dass sich mangelnde Flüssigkeitszufuhr mit postoperativem Blutverlust und zu ehrgeizigen Bewegungsübungen nicht verträgt. Mit anderen Worten - mein Adrenalinspiegel hat völlig umsonst Saltos geschlagen, was in mehrfacher Hinsicht positiv zu bewerten ist.

In erster Linie natürlich für Frau Krüger, die nicht ernsthaft krank ist und nun gelernt hat, dass der Durchschnittsmediziner unter „viel trinken" nicht zwei Tassen Kaffee pro Tag versteht. Tapfer kippt sie nun ein Glas Wasser nach dem anderen in sich hinein, sodass ich schon befürchte, ihre Nieren werden aufgrund der ungewohnten Masse an Beschäftigung streiken. Auch auf Medusa hat der unplanmäßige Vorfall überraschende Wirkung, denn sie vergisst völlig, dass sie mich zu einem Papierhütchen zusammenfalten wollte. Zerstreut verlässt sie die Station und ich frage mich, ob sie auch etwas dehydriert ist.

„Steff, du solltest dich jetzt dringend um den anderen Notfall kümmern", raunt mir unser Stationsarzt verschwörerisch zu. „Wovon redest du?", frage ich irritiert. Ralf mustert meine kreative Kleidungszusammenstellung und flüstert: „Wenn das die neue Schwesterntracht ist, können wir in Zukunft nur noch blinde Patienten behandeln." Ganz schön frech für jemand, der mich noch keine zwei Monate kennt! Hoch erhobenen Hauptes begebe ich mich in die Umkleide. Als ob diese Sklavenuniform besser wäre! Ich glaube ja, als das Direktorium die Berufskleidung ausgesucht hat, war das erklärte Ziel, das Personal möglichst billig total bescheuert aussehen zu lassen. Natürlich wird die Arbeitskleidung vom Haus gestellt und das Tragen privater Kittel ist strengstens untersagt. Dienstlich quetsche ich mich also in Hosen, die mir unten zwei Meter zu lang sind und die ich oben als Ersatz-BH benutzen kann. Die Oberteile sind so riesig, dass man sie strenggenommen als Zweitwohnsitz anmelden müsste! Unter ihnen finden bequem eine fortgeschrittene Schwangerschaft und ein Kühlschrank Platz. Vorne ist in winziger, schwarzer Schrift der Name des jeweiligen Mitarbeiters eingraviert und hinten steht in weißen Großbuchstaben „Nicht füttern, nur tyrannisieren!" Ich frage mich, warum der durchschnittliche Patient nie meinen Namen lesen kann, sich aber die weiße Anweisung auf weißem Grund immer zu Herzen nimmt.

Nachdem ich mich als Krankenschwester verkleidet habe, muss ich feststellen, dass in unserer Küche eine spontane Märchenstunde stattfindet. Meine Kollegen übertreffen sich gegenseitig mit haarsträubenden Anekdoten aus ihrem Berufsleben. Jeder hat die spektakulärste Notfallsituation erlebt und natürlich völlig adäquat und souverän darauf reagiert. Hier könnte jeder Drehbuchautor noch was lernen. Die arme Krankenpflegeschülerin ist völlig geschockt von den abenteuerlichen Geschichten, die sie nun zu hören bekommt.

Da ich schon hundert Mal dabei war, wenn Maike erzählt, wie sie einen Patienten mit furchtbar fiesem Mundgeruch wiederbelebt hat, verlasse ich den Raum. Schließlich geht die normale Stationsarbeit weiter.

Die OP für morgen muss noch aufgenommen und vorbereitet werden. Da ich wegen meiner Verspätung ein schlechtes Gewissen habe, nehme ich mich dieser allgemein unliebsamen Aufgabe an. Vielleicht habe ich ja Glück und bei der Neuen handelt es sich um eine Komikerin.

Patienten zeichnen sich in vielen Fällen nicht nur durch Krankheit aus, sondern sie sind auch häufig wahre Künstler der Comedy. Und wie ein richtig guter Alleinunterhalter lachen sie nicht, wenn sie ihren Gag zum Besten geben, sondern sie sehen dich unschuldig an, als wäre ihnen gar nicht klar, was sie da für einen großartigen Witz losgelassen haben. Der Zuschauer (ich) darf aber auch nicht lachen. Das ist so was wie ein ungeschriebenes Gesetz.
Um diese Behauptung zu beweisen, könnte ich Ihnen zahlreiche Anekdoten aus meinem Arbeitsalltag aufzählen.
Ich hatte zum Beispiel mal einen Patienten, der ernsthaft verlangte, vor sämtlichen Toilettengängen völlig entkleidet zu werden. Auf die bescheidene Frage nach dem *WARUM* kam die einleuchtende Antwort: „Weil die Klamotten sonst den Geruch annehmen."
Eine immer wiederkehrende Frage ist auch: „Schwester, wann soll ich die Tabletten, die im Fach für *morgens* liegen, einnehmen? Morgens?"
Oder ebenfalls sehr beliebt ist folgender Dialog:
Schwester: „Sind Sie schon mal operiert worden?"
Patient: „Nein."
Schwester: „Haben Sie irgendwelche Vorerkrankungen?"
Patient: „Nein."
Schwester: „Gar nichts? Diabetes oder Nieren, - Herz/Kreislaufprobleme?"
Patient: „Nein."
Schwester: „Ja, da haben Sie ja Glück, mit über 80 kann das nicht jeder von sich behaupten. Dann nehmen Sie ja auch keine Medikamente!?"
Patient: „Medikamente? Doch!!!! Isch muss wat nehmen für de Zucker und seit die mir den Bypass jelegt han... warten se ma, isch han da ne Liste von mingem Nephrodingenskirchen....."

Aber heute passiert nichts dergleichen. Die Patientin ist zwar sehr aufgeregt, aber das kann man ja auch irgendwie verstehen. Schließlich wird sie morgen ein neues Hüftgelenk erhalten. Und Ralf hat ihr wohl sehr schonungslos erklärt, wie dies vonstattengeht. Da ist etwas Nervosität sicher angebracht. Ansonsten ist die Dame einfach nur nett. Klar weiß ich von der Existenz dieser Gattung Mensch, aber wenn sie dann live und in Farbe vor mir stehen, bin ich doch immer wieder überrascht.

Obwohl ich mich gerne noch länger mit der freundlichen Frau Knebel unterhalten hätte, verabschiede ich mich und schicke sie zur weiteren Diagnostik durchs Krankenhaus.

Die restlichen 19 Insassen haben ja auch Bedürfnisse und über fast allen Türen blinken rote Lämpchen, die einfach nicht von alleine ausgehen wollen. Ich entscheide mich für das Zimmer, über dem das Licht meiner Meinung nach am wenigsten aggressiv leuchtet.

Unverbindliches Lächeln aufsetzten, Plastiktüte - die meinen Körper umhüllt (besser bekannt als Kasack) - zurecht zupfen, anklopfen, Zimmer betreten, Mund öffnen, entsetzt feststellen, dass ich die falsche Wahl getroffen habe. „Schwester, warum dauert das so lange?", schallt mir entgegen, bevor ich an ein freundliches „Guten Tag" auch nur denken kann. „Tut mir leid. Wir hatten einen Notfall!" (Einer meiner Standardausreden, aber heute stimmt sie zur Abwechslung mal!) Komisch, der Typ im zweiten Bett... Ich wage mich weiter in den Raum hinein und traue meinen Augen kaum. Fassungslos starre ich den am Fenster liegenden Patienten an. Der Mensch im ersten Bett rudert ungeduldig mit einem seiner Gipsarme. Mit etwas Phantasie könnte man meinen, er winkt damit, um auf sich aufmerksam zu machen. „Was machst du denn hier?", frage ich überraschend. „Ich bin krank!", ist die knappe Antwort. Na endlich mal ein Mann, der es zugibt! „Was hast du denn?" Doch bevor Oli antworten kann, meldet sich der Mann zu Wort, der hier eigentlich nur eine Nebenrolle

besetzt. „Entschuldigung! Haben sie mich übersehen?"
Übersehen? Ist das ein Witz? Wie könnte ich jemanden
übersehen, der 150 Kilo wiegt und nebenbei zwei
orangefarbene Gipsarme trägt! „Ähm, nein.
Entschuldigung. Was brauchen Sie denn?" „Ich habe
Schmerzen und..." „Schmerzmittel nur Montag zwischen
8:30 und 9:30 Uhr." „Ist das Ihr Ernst?" „Natürlich nicht.
Ich bin gleich wieder da!" Ich stürme aus dem Zimmer und
renne dabei beinahe meine Kollegin um. „Steff, pass doch
auf! Oder willst du in Sammelurin baden?" Provokant
wedelt Maike mit dem Auffangbehälter vor meiner Nase
herum. „Mensch, lass doch mal den Unsinn. Erinnerst du
dich an den Typ, den ich Karneval kennengelernt habe?"
„Bob, der Baumeister?" „Nein! Der andere!" „Der, zu dem
du so gemein warst, obwohl er dir im Supermarkt mit
Kohle ausgeholfen hat?" „Nein! Ja! Genau! Der liegt da
drin!" „Du hattest was mit der Olecranonfraktur beidseits?"
„Natürlich nicht! Mit dem Anderen." „Oh!" Das schätze
ich an Maike. Sie kann auch die komplizierteste Situation
kurz und präzise auf den Punkt bringen. „Warum liegt Oli
überhaupt bei uns?" „Wer?" „Mensch Maike! Der
Karnevalstyp was hat er?" „Weber C-Fraktur! Und was
willst du jetzt machen?" „Na ja, ich dachte, du versorgst
dieses Zimmer und ich tue dafür alles, was du willst?!"
„Okay!", stimmt meine großmütige Kollegin kurz
entschlossen zu und drückt mir die Urinprobe in die Hand.
„Die muss ins Labor." „Danke, du bist ein Schatz. Ach ja,
der Typ im ersten Bett braucht was gegen Schmerzen."

Manchmal drängt sich mir der Gedanke auf, mein Leben
wäre eine riesige TV-Produktion! Genau wie in dem Film
mit dem Schauspieler, der immer so viele Grimassen
schneidet. Alle anderen sind bezahlte Darsteller, die vorher
ein Drehbuch gelesen haben und es gibt natürlich
Zuschauer, die in der wirklichen Welt leben. So eine 24-
Stunden Liveübertragung und ich bin die Einzige, die

nichts ahnt (oder höchstens eine nicht beweisbare Vermutung hat).

Zugegeben eine etwas abgehobene Theorie, aber warum sonst passieren so merkwürdige Dinge in meinem Leben? Warum liegt Oli mit seinem gebrochenen Fuß ganz zufällig auf meiner Station? Es gibt so viele Krankenhäuser in Bonn und Umgebung. Das kann doch alles nicht mit rechten Dingen zugehen.

Dennoch erfreut, dieser brenzligen Situation entkommen zu sein, trete ich meinen Rundgang durchs Krankenhaus an. Was für eine willkommene Ablenkung. Nach einem kurzen Smalltalk im Treppenhaus (der Chefarzt der Gynäkologie wurde am Wochenende mit seiner neuen Freundin gesichtet. Entgegen der allgemeinen Annahme ist sie echt und nicht zum Aufblasen.), einem längeren Schwätzchen im Labor (angeblich war Medusa früher ein Mann!) und einem erneuten Informationsaustausch im Treppenhaus (Es wird dieses Jahr kein Weihnachtsgeld geben), gelange ich zurück auf meine Station, wo ich höchst ungewöhnlich empfangen werde. „Steff! Wie alt bist du jetzt?" „28, das weißt du doch!" „Und wie alt warst du, als du mit der Urinprobe Richtung Labor losgezogen bist?", fragt mich Maike wütend.

Schweigen ist das einzige Argument, was sich nicht widerlegen lässt und ich bin wild entschlossen, das durchzuziehen! Wenn es sein muss, den ganzen Dienst lang! „Hast du darauf spekuliert, dass dein Freund bei deiner Rückkehr schon entlassen ist?" „Er ist nicht mein Freund!", fauche ich böse zurück. „Ich hab mich schon gewundert, denn er ist wirklich nett!" Autsch! Das war aber gemein! Hab ich das verdient? Ja, hast du (behauptet mein Unterbewusstsein) und schuldbewusst dackel ich hinter meiner Kollegin her und stammel „Tut mir leid!" „Schon gut. Also, was hat der Typ denn verbrochen, dass du ihn nicht magst?" Aha, die Neugier besiegt die Wut! „Ich weiß nicht so genau", antworte ich wahrheitsgemäß „Er ist irgendwie komisch!" „Ach und du nicht?" „Maike, findest du nicht, dass es langsam reicht?" „Okay, dann erzähl mir eben, wie eure Vorbereitungen für die Feier deiner Freundin Tina laufen!" „Nina! Und das ist alles top secret!" „Ich weiß doch eh schon alles!", erwidert Maike und damit hat sie leider Recht. Bei mir sind Geheimnisse nie gut aufgehoben und ich renne so lange mit einem geheimnisvollen Grinsen durch die Welt, bis mich meine Umwelt genervt fragt, was es denn da so geheimnisvoll zu gucken gibt. Die Mädels haben schon ernsthaft überlegt, ob sie für eine Gehirnwäsche zusammenlegen sollen, damit ich bei Nina nicht alles brühwarm ausplaudre'. Nur die Tatsache, dass ich quasi der Initiator des Ganzen war, hat sie davon abgehalten.

Seit dem Tag, an dem ich erfahren habe, dass meine beste Freundin dieses Eheding durchziehen will, kreisten meine Gedanken um ein würdiges Hochzeitsgeschenk. Es musste natürlich etwas ganz Tolles und Außergewöhnliches sein und Paul durfte nichts davon abkriegen! So ein Geschenk sollte persönlich sein, nicht unbedingt billig, einzigartig und zeitlos. Leider kam ich zu dem Schluss, dass eine Kopie meiner Geburtsurkunde nicht alle Kriterien erfüllt und mein persönlicher Kundenberater von der Bank erklärte mir freundlich aber bestimmt, dass ich mir ein Cabrio als Mitbringsel nicht leisten kann. Irgendwann gestand ich mir ein, dass ich dieses Rätsel nicht alleine lösen konnte und somit lud ich die Mädels zu einem intensiven Brainstorming ein. Man glaubt gar nicht, was aus zwei Flaschen Tequila kombiniert mit vier Gehirnzellen alles herauszuholen ist! Zwei Tage später, als wir alle wieder nüchtern waren, und die Sache mit dem Privatjet aus der Planung strichen war die Idee nicht nur realisierbar, sondern zudem großartig. Jeder hatte einen Auftrag zu erfüllen und emsig machten wir uns auf, zu unseren jeweiligen Missionen. Mein erster Weg führte mich zur Apotheke, wo ich mir vorsorglich Tabletten gegen

Panikattacken organisierte und dann begab ich mich schnurstracks zu Nina um sie zu beklauen.

Maike zeigt sich beeindruckt von meinen kleptomanischen Qualitäten. „Nicht schlecht!", schmeichelt sie. „Da muss ich jetzt beim Essen verteilen wohl gut aufpassen, dass nichts wegkommt!" Wir müssen beide lachen und brüllen gleichzeitig „Weißt du noch?"

Die folgende Geschichte ereignete sich an einem Tag, an dem sowohl Maike als auch ich, na ja, sagen wir mal etwas angeschlagen waren. (Weihnachtsfeier am Vortag)

In dem Krankenhaus, welches mich freundlicherweise beschäftigt, gibt es ein sehr komplexes Essensbestellsystem. Es handelt sich um eine äußerst zeitaufwändige Methode, die viele Fehlerquellen birgt.

Die Speisewünsche der Patienten werden vom Pflegepersonal (Fehlerquelle Nummer 2) in ein unglaublich schwieriges Computerprogramm eingegeben. Für jede Mahlzeit und jeden Tag neu. Man muss bestimmte Nahrungsmittel einzeln eingeben, dann wieder ein komplettes Menü oder einzelne Komponenten löschen, weil der Betreffende die nicht mag. Wenn man nicht speichert und sendet, war eh alles umsonst. Dann bleibt noch zu hoffen, dass die Küchenhilfe auch das Gewünschte auf das Tablett legt (3.Fehlerquelle).

Sie sehen: wirklich sehr, sehr kompliziert!

Aber natürlich nicht für den Patienten. Der muss nur auf einem Zettel ankreuzen, was er haben möchte und schon ist er fertig. (hier befindet sich übrigens die erste Fehlerquelle, weil es überraschend viele Menschen gibt, die denken, dass allgemein bekannt ist, dass sie jeden Samstag ein Ei essen und es deshalb nicht für nötig befinden dies anzukreuzen.)

An besagtem Morgen – nach der Weihnachtsfeier, die übrigens sehr spät endete - verteilten Maike und ich also das Frühstück. Eine Aufgabe, die ich grundsätzlich nicht leiden kann. Bei jedem dritten Patient stimmt etwas nicht.

„Schwester, ich habe drei Scheiben Brot und wollte doch nur zwei."

„Ohhh, ich habe mich so auf Kirschmarmelade gefreut und jetzt habe ich Erdbeer." Usw...

Und dann das ständige:

„Trinken Sie Kaffee zum Frühstück?"

„Natürlich!"

„Schwarz?"

„Ja schwarz- aber mit Milch und Zucker."

Jedes Mal müssen wir den grünen, blauen und roten Kaffee wegschmeißen, weil den Keiner will...

So natürlich auch an diesem Tag. Eine Patientin sieht mich mit großen Augen an und sagt mit weinerlicher Stimme: „Schwester Stefanie, ich bin jetzt schon drei Tage hier und habe noch nie einen Joghurt bekommen!" Ich: (etwas gereizt, weil verkatert) „Das ist ja ganz schrecklich! Wir haben manchmal ein paar Probleme mit unserem Computer..." „Aber die Anderen kriegen immer das Essen, was sie haben wollen!" „Mh, sind sie denn sicher, dass sie den Joghurt angekreuzt haben?" „Ja, auf jeden Fall! Ich kann es auch beweisen!", sprach sie, riss die Schublade ihres Nachttisches auf und wedelte mit dem ausgefüllten Speiseplan vor meiner Nase herum.

Mir lag so vieles auf der Zunge! Wie sie sich das vorgestellt habe? Dass der Zettel telepathisch die Informationen an die Küche sendet? Oder des Nächtens aus ihrer Schublade fliegt, ihre Wünsche weiterleitet, um dann brav wieder zurück zu flattern?

Zum Glück war Maike da. Die gute Maike, die immer sachlich bleibt und der Dame freundlich erklärt, dass sie den Speiseplan abgeben muss, damit Ihre Wünsche berücksichtigt werden können.

„Das hat mir aber keiner gesagt!", erbost sich da die Patientin und nun gingen sogar Maike die Argumente aus.

Den restlichen Dienst verbringen wir in stiller Eintracht. Das Oli-Zimmer klingelt häufig und Maike geht jedes Mal brav hinein. „Ist in dem Zimmer alles in Ordnung?", frage ich beiläufig. „Die Olecranonfraktur ist etwas anstrengend." Aha.

Als mein Dienstende naht, überlege ich kurz, ob ich noch mal nach Oli sehen und ihm „Gute Besserung" wünschen soll. Angebracht wäre es wohl, aber ich trau mich nicht. Vielleicht morgen...
Der nächste Morgen kommt - wie üblich - viel zu schnell. Ich bin muffig, weil ich wenig geschlafen habe. Musste die ganze Zeit über die Sache mit der Verfilmung meines Lebens nachdenken. Das würde auch die absurde Geschichte mit Chris erklären.

Zu allem Überfluss klingelte mein Wecker heute schon um vier Uhr! Habe mir nämlich überlegt, dass es strategisch total geschickt ist, ausnahmsweise mal hellwach zum Frühdienst zu erscheinen. Schließlich muss ich bei der Bereichsaufteilung zur Abwechslung mal mit verhandeln. Ich kann ja unter gar keinen Umständen in das Oli-Zimmer gehen. „Guten Morgen, Oli. Ich müsste mal an deinen Bauch um dir ne Anti-Thrombosespritze zu geben und sonst? Wie klappt´s so mit der Verdauung? Läuft?"

Als ich ungewöhnlich früh die Stationsküche betrete, mustert mich die Nachtschwester irritiert. „Ist was passiert?" „Was soll schon passiert sein?" „Wie war die Nacht?" „Herr Oppel war post-op im Durchgang. Er hat die ganze Nacht gebrüllt „*Ich bin eine Tomate, warum schält mich keiner?!*" Jetzt schläft er natürlich friedlich und brav wie ein Baby. Ansonsten war´s ruhig." Widerwillig muss ich lachen. Ich stelle mir den kleinen, glatzköpfigen, verzweifelten Herrn Oppel vor, der trotz intensivem Drängen von niemandem geschält wird.
Der restliche Frühdienst trudelt langsam ein und Millisekunden nach der Übergabe springe ich auf und brülle in die Runde: „Ich gehe in den ersten Bereich!"

Meine Kollegen sehen mich zwar an, als hätte ich nun völlig den Verstand verloren, aber da keiner widerspricht, werte ich das Schweigen als Zustimmung.

Na, das war ja leicht.

Positiv verstärkt durch meinen Erfolg, starte ich die Morgenrunde. Meine erste Patientin ist Frau Knebel. Sie hat die ganze Nacht vor Aufregung kein Auge zugetan und hat nun gewisse Ähnlichkeit mit einem Eichhörnchen auf Speed. Während ich sie auf die Operation vorbereite, gebe ich mein Bestes, um sie zu beruhigen und irgendwie habe ich den Eindruck, dass es mir ganz gut gelingt. „Wissen Sie, das ist meine erste OP", vertraut Frau Knebel mir an. Freundlich wie ich bin und weil ich sie wirklich mag, verzichte ich auf den Running Gag, dass es für den Operator auch das erste Mal sei. Als sie in den OP gefahren wird, hat sie sogar ein Lächeln auf den Lippen. Gut, das kann natürlich auch vom Lorazepam kommen....

Die restlichen Kranken sind schnell versorgt und der Einzige, der noch übrig bleibt ist Herr Oppel. Ich mag verwirrte Patienten! Ob HOPS, Demenz oder nur ein vorübergehendes Durchgangssyndrom. Das sind einfach die Coolsten. (Natürlich nur, solange sie nicht aggressiv werden und alles in ihrer Reichweite nach dem Personal werfen.)

Es macht mir nichts aus, innerhalb von drei Minuten sieben Mal die gleiche Frage zu beantworten und wenn jemand ein gefährliches Tier in seinem Bett rumkrabbeln sieht, fange ich es eben und entsorge es artgerecht. Desorientierte Menschen sind häufig viel dankbarer und umsichtiger als wir vermeintlich Gesunden. Sie sagen Sätze wie „Kind was isst du denn?", wenn man ihnen das Mittagsmahl bringt oder sie bieten selbstlos an, ihre Tagesration an Medikamenten mit dir zu teilen.

Natürlich sind Alzheimer und Co schreckliche Erkrankungen für die Betroffenen und ihre Familien, aber da ich leider nicht die Macht habe, sie zu heilen, bleibt mir nur meine Art, mit ihnen umzugehen.

Herr Oppel hingegen ist - abgesehen davon, dass er sich nicht an die letzte Nacht erinnern kann - wieder völlig klar. Als ich ihm sein Frühstück bringe, kann ich mir jedoch nicht verkneifen, ihn zu fragen, ob ich ihm seine Tomate schälen soll.

Am Ende meiner Schicht gehe ich zum Kiosk und kaufe Kekse. Die mag schließlich jeder.

Ein ganz klein wenig zittert meine Hand, als ich an die Tür klopfe und, ohne auf ein „Herein" zu warten, in das Zimmer eintrete. Die Olecranonfraktur im ersten Bett erkennt mich nicht. Klassisch! Patienten erkennen einen nie in Zivil.

Dafür erkennt mich der Andere und ich meine er lächelt sogar, als ich auf ihn zugehe. „Ich hab dir Kekse mitgebracht."

Ich bin schon wieder spät dran. Schuld ist Sophia, die anscheinend in letzter Zeit Spontanbesuche für sich entdeckt hat. Als sie unangekündigt hereinschneite, überkam mich sofort ein beklemmendes Gefühl, aber ich konnte das pinke Reisetaschenmonster nirgends entdecken. Nach wenigen Minuten blieb auch kein Zweifel daran, dass sie nicht meine Gastgeberqualitäten, sondern die volle Funktionsfähigkeit meiner Gehörorgane überprüfen wollte. Erleichterung machte sich in mir breit. Das wäre auch kein guter Zeitpunkt für Invasion die II. gewesen! Eine geschlagene Stunde schwärmte sie mir von Pascal vor, der nach seinem Fehltritt „übelst süß" und „krass lieb" zu meiner Schwester ist. Ich freue mich ehrlich für Sophia, die nun mit Blumen und erhöhter Aufmerksamkeit von ihrem Liebsten überschüttet wird. Viel zu spät gelang es mir, sie zur Tür zu bugsieren, um mich ausgehfertig zu machen.

Aber heute kann mich nichts aus der Ruhe bringen, denn ich habe vorsätzlich gute Laune. Jawohl!

Pfeifend mache ich mich auf den Weg in die Stadt. Als ich freudestrahlend in unserem Stammcafé einmarschiere, sitzen Nina und Jule schon vor zwei großen Kaffeebechern und besprechen ein anscheinend ernsthaftes Problem. „Was ist denn los?" „Ach, ich kann meinen Perso nicht finden und ohne Ausweis keine Hochzeit", mault Nina. „Warte noch, bevor du einen Neuen beantragst. Der wird schon wieder auftauchen - wirst sehen", prophezeit Jule. „Und wenn nicht?", frage ich, um Anteilnahme vorzuheucheln. Ein bitterböser Blick von Jule bringt mich zum Schweigen. „Er wird!", behauptet sie resolut und beendet damit diese Diskussion. Stattdessen widmen wir uns dem eigentlichen Grund unserer Zusammenkunft. Schließlich steht die Hochzeit unmittelbar bevor. Jule hat eine Band organisiert, die kurzfristig einspringen kann und angeblich voll angesagt ist. „Da ist auch ein Süßer für Steff dabei", verspricht sie augenzwinkernd. „Oh, die braucht keinen mehr! Erzähl doch mal von deinem Date mit dem Karnevalsfritzen!", fordert Nina wenig diskret.

„Du hast dich mit Bob, dem Baumeister, getroffen?!", kreischt Jule entsetzt. Ohne auf diese infantile Äußerung einzugehen, fasse ich mein gestriges Treffen kurz zusammen. „Der Nachmittag mit Oliver war nett. Ich habe ihn in einen Rollstuhl verfrachtet und durch den Park kutschiert. Wir haben uns gut unterhalten." „Du magst ihn!", mutmaßt Nina sofort und ich grinse bloß.

Ja, ich mag ihn. Er ist witzig, intelligent und sieht gut aus. Er hat auf meine Mailboxnachricht nicht reagiert, weil er zu diesem Zeitpunkt auf dem OP-Tisch lag. Ein einleuchtender Grund, wie ich finde. Und er sei sehr überrascht gewesen, als ich am Vortag plötzlich im Zimmer stand. Wir haben sogar über meine „Steffi wird 24 Stunden gefilmt"-These gesprochen und er nannte sie nicht paranoid, sondern „durchaus plausibel". Leider wollte er mir partout nicht verraten, ob er nur eine Gastrolle besetzt oder einen unbefristeten Vertrag erhalten hat. Sein Argument, dass er ja laut meiner Theorie ein Schauspieler und somit vom Regisseur zum Stillschweigen verdammt sei, klang logisch in meinen Ohren.

Voller Vorfreude fieberte ich meiner Frühstückspause entgegen. Es sind nur noch zwei Patienten zu visitieren, aber ein Ende ist noch lange nicht in Sicht. Grundsätzlich gilt: Je schlechter Gargamels Laune, desto länger die Visite. Heute hat er es ganz und gar nicht eilig. Er versucht nicht mal zu verbergen, wie viel Spaß es ihm bereitet, auf unserem Stationsarzt rumzuhacken und ihn vor Patienten zu denunzieren. Ralf ist einfach an allem schuld. Wenn sich eine Wunde nicht in der gewünschten Heilungsphase befindet, der HB trotz Transfusionen nicht ansteigt oder ein Patient sich erdreistet hat, der Visite fern zu bleiben. Wenn man genau aufpasst, kann man erkennen, wie Ralf nach jeder Anschuldigung ein paar Zentimeter in sich zusammenschrumpft, während Gargamel sichtlich an Größe gewinnt. „Welcher Vollidiot hat denn dieses Analgetika angeordnet!", donnert er erbarmungslos. Ralf sieht betreten zu Boden, unfähig irgendetwas zu seiner Verteidigung vorzubringen. Das gibt's doch nicht! Los, sag was! Aber Ralf, gut konditioniert, bleibt brav stumm. Mir reicht es!. „Das waren Sie selbst, Herr Oberarzt", verkünde ich zuckersüß. Stille. Gargamels Blick durchbohrt mich. Mein Herzschlag steigt auf höchst ungesundes Niveau, aber ich starre tapfer zurück. Nach einer Ewigkeit wendet er sich ohne ein weiteres Wort von mir ab und dem letzten Patienten zu.

„Das war aber mutig von dir!" Ralf platzt gleich vor Bewunderung. Ich bin selbst ganz beeindruckt von mir und kriege nur die Hälfte mit von dem Loblied, welches er da gerade auf mich hält. Gargamel wird mir in den nächsten Jahren mein Leben zur Hölle machen. Davon bin ich überzeugt. Egal, das war´s wert! Ich werde noch meinen Enkeln von meiner Heldentat berichten können. „Zum Dank lad ich dich auf nen Kaffee ein." Kaffee? Da war doch was... „Tut mir leid Ralf. Das müssen wir verschieben. Meine Pause ist schon verplant."

Oli grinst schief, als ich ihn abhole. „Dachte schon, du hast mich vergessen." „Wie könnte ich?" Lachend schiebe ich ihn Richtung Park. Auf dem Weg dorthin kommen wir an einem kleinen, hutzeligen Männlein vorbei, der freundlich nickt und mir eine schöne Pause wünscht. Vor Überraschung bleibt mein Mund offenstehen. „Wer war das?" „Oh, nur unser Oberarzt. Wir nennen ihn Gargamel, weil er so fies und gemein ist wie der Bösewicht bei den Schlümpfen", antworte ich, immer noch irritiert von den jüngsten Ereignissen. „Aber der wirkte doch ganz nett." „Ja. Ich glaube, ich habe mir einen Platz in seinem Herzen erkämpft." Oli grinst süffisant. „Na, dann hast du ja schon zwei Herzen gewonnen."

Die Zeit verfliegt viel zu schnell und eine halbe Stunde ist eh zu wenig, wenn man Händchen hält und rumknutscht. Zum Glück ist der Krankenhauspark groß genug, um solcherlei Aktivitäten unbeobachtet nachzugehen. Oli küsst übrigens großartig. Ich kann gar nicht verstehen, wie ich den Rosenmontagskuss vergessen konnte! Für den nächsten Tag ist seine Entlassung geplant und ich habe versprochen KTW zu spielen. ÖMES wurde extra zu diesem Anlass einer Grundreinigung unterzogen, damit Oli sich in meinem Auto keine weitere Verletzung zuzieht und vielleicht auch, um einen guten Eindruck zu machen. Praktischerweise habe ich ab morgen Urlaub und kann somit problemlos Chauffeuse spielen. Außerdem benötigt Oli natürlich eine Privatschwester, die sich intensiv um seine schwere Erkrankung kümmert! Besagte Krankenschwester ist überall, wo es sein muss, frisch rasiert und ihre Füße sind neu pedikürt. Man muss sich schließlich auf alle Eventualitäten vorbereiten.! Denn es findet sich sicher ein bisschen Zeit für die Dinge, die man so macht, wenn man frisch verliebt ist... Ja, ich bin verliebt in Oli. Nach der Enttäuschung mit Chris hätte ich auch nicht für möglich gehalten, dass mir das so schnell noch mal passiert. Ganz im Gegenteil! Ich hatte mir fest vorgenommen, den nächsten potentiellen Herzensbrecher erst vom BKA überprüfen zu lassen, das mit dem Verliebtsein erst nach einer 10-jährigen Kennenlernphase in Erwägung zu ziehen und eine Niere als Pfand zu verlangen. Aber es hat mich getroffen wie ein Blitz. Herzklopfen und schweißnasse Finger, bevor ich ihn sehe und ein grenzdebiles Grinsen vierundzwanzig Stunden am Tag. Verliebtsein lässt sich halt nicht kontrollieren und so füge ich mich bereitwillig in mein Schicksal. Zum Glück ist Oli ganz anders als Chris. Er ist offen und ehrlich. Er hat mir sogar gebeichtet, dass er bei unserem ersten Date geflunkert hat. Schuld an seiner Verspätung war nicht seine Arbeit, sondern, dass er das Lokal, in dem wir uns getroffen haben, nicht gefunden hat. Oli wohnt erst seit kurzem in Bonn und kennt sich deshalb noch nicht so gut aus. Aber jetzt hat er ja eine persönliche Fremdenführerin und ich werde ihm schon alles Sehenswerte zeigen. Nach reiflicher Überlegung bin ich zu dem Schluss gekommen, dass meine Wohnung da durchaus Priorität hat!

„Schaust du nach deinem Dienst noch mal bei mir rein?", fragt Oli, als ich ihn schwungvoll über den Flur rolle. „Klar! Ich gehe doch nicht ohne Abschiedskuss!" Plötzlich kommt eine brünette Schönheit angerauscht, baut sich vor mir auf und sagt: „Schön, dass sie sich so reizend um meinen Verlobten gekümmert haben, aber das wird jetzt wohl nicht mehr nötig sein." Der fahrbare Untersatz samt Oli wird mir aus der Hand gerissen und ich höre, wie sie zu ihm gewandt „Tut's sehr weh Liebling?", flötet.

Meine Gesichtsfarbe bleibt auf dem Flur liegen, während Maike mich behutsam ins Stationszimmer zieht. „Was war das denn?", frage ich in der irrationalen Erwartung, Maike könne mir eine zufriedenstellende Antwort geben. „Süße, du gehst jetzt nach Hause", sanft streicht sie mir über den Kopf. „Du hast sowieso noch Plusstunden und

übermorgen ist doch der große Tag deiner Freundin Tina."
„Nina." Maike wertet dies wohl als Zustimmung und
willenlos lasse ich mich von ihr in die Umkleidekabine
schleifen. Fassungslos stehe ich vor meinem Spind und
versuche, das eben Erlebte zu begreifen. „Hat sie Verlobter
gesagt?", kreische ich hysterisch. Meine Kollegin nickt nur
stumm. „Aber wie kann das sein? Ich meine... er hat doch...
wie...?!" Maike nimmt mich in den Arm und ich beginne
hemmungslos zu heulen. Nach einer Weile habe ich mich
soweit beruhigt, dass ich in der Lage bin, meine Dienst-
gegen Freizeitkleidung einzutauschen.
Als ich den Heimweg antrete, überkommt mich ein
wahnwitziger Gedanke. Vielleicht konnte sich die
Produktion Olis Gage nicht leisten und deshalb musste er
den Film und somit mein Leben verlassen.
Danach höre ich auf zu denken. Ich steige in mein Auto,
ohne mich zu wundern, warum ÖMES so aufgeräumt ist.
Auf der Heimfahrt schimpfe ich nicht über den
Straßenverkehr und bei meiner Ankunft vergesse ich, nach
der Post zu sehen. Ich schalte mein Handy aus und den
Fernseher an. Der Verdrängungsprozess beginnt.

Am nächsten Tag fühle ich mich gerädert wie nach einer
durchzechten Nacht. Ein Kater ohne Alkohol! Das Leben
ist toll! Ich setzte mich an den PC und schicke eine
Rundmail an meine Freundinnen. Ich beginne mit einer
kurzen Beschreibung des gestrigen Horrorszenarios und
Ende mit der ausdrücklichen Bitte, den Namen Oliver und
alles, was damit zusammenhängt in meiner Gegenwart zu
vermeiden.
Fünf Minuten nach dem ich auf „senden" geklickt habe,
klingelt mein Handy. „Ach Süße! Das darf doch nicht wahr
sein!" Ninas Stimmlage nach zu beurteilen könnte man
meinen, ich hätte eine unheilbare Krankheit. „Willst du
darüber reden?" „Nein. Geht schon." „Ich komm nach der
Arbeit bei dir vorbei! Du brauchst jetzt Ablenkung!

Vielleicht eine lustige Partie Monopoly? Bin um 4 da!" Na, da freu ich mich aber! „Ne, lass mal", antworte ich ausweichend. „Ich will lieber allein sein. Sehen uns ja eh morgen. Ich hol dich gegen Mittag ab."

Kurze Zeit später klingelt abermals das Telefon. „Brauchst du jemanden zum Quatschen?" „Nein Jule! Hast du für Morgen alles geregelt?" „Ähm ja. Ich wollte auch nur mal hören, ob es dir gut geht!", antwortet sie zögerlich. „Alles Bestens! Bis morgen dann." Kaum habe ich Jule abgewürgt, brummt das Mobiltelefon zum dritten Mal. Diesmal hab ich Maike an der Strippe: „Hi, ich wollte nur mal eben fragen, ob du dich von dem Schock gestern erholt hast?!" „Ach das! Das hatte ich schon fast vergessen! Ne, ist alles halb so wild! Du, ich muss mal hier weitermachen. Danke für den Anruf!" Keine zehn Minuten vergehen, da klingelt mein Handy erneut. Herrje! Sinn und Zweck dieser Email war doch, gerade nicht mit jedem Einzelnen darüber reden zu müssen! Gereizt hebe ich ab und schnauze in den Hörer: „Könnt ihr alle nicht lesen? Ich will nicht darüber sprechen!" „Ich würde aber gerne mit dir sprechen", murmelt Oliver kleinlaut. Ich lege auf. Na großartig! Warum schaue ich auch nicht aufs Display, bevor ich abnehme? Es klingelt wieder. Sophia. Nein, ich brauche keinen Gesprächspartner und ja, es geht mir gut. Fehlt nur noch Biene. Aber vielleicht hat die ja als Einzige den Inhalt meiner Nachricht verstanden. Bevor mir diese Illusion genommen werden kann, schalte ich das Handy aus. Mit Schokolade mache ich es mir vorm Fernseher bequem. Mal sehen, wie es Maria und Jim in der Zwischenzeit ergangen ist...

Heute ist Ninas großer Tag! Seit Wochen freue ich mich darauf und ich werde es nicht zulassen, dass irgendetwas oder irgendwer mir das versaut! Heute wird Junggesellenabschied gefeiert! Ich bin wirklich stolz darauf, dass wir nicht nur einen genialen Einfall hatten, sondern diesen auch umsetzen konnten. Glücklicherweise sind die

Zeiten vorbei, in denen nur Männer kurz vor der Hochzeit eine rauschende Abschiedsfete feierten, während die Frauen zu Hause warme Socken häkelten. Als ob die Freunde der Braut nicht auch ein Anrecht auf ein bisschen Spaß hätten! Denn neben einer grandiosen Party ist das erklärte Ziel einer solchen Veranstaltung natürlich das hemmungslose Blamieren des Heiratswütigen. An welchem anderen Tag darf man schon bestimmen, dass die beste Freundin in einem Kängurukostüm rumhüpfen und den Beutelinhalt verkaufen muss?

Da Nina eine besondere Person ist, mit besonders kreativen Freundinnen, verdient sie natürlich eine besondere Feier. Deshalb findet Ninas Jung-gesellenabschied außer Landes statt, in der Partymetropole überhaupt, auf Mallorca. Jule hatte die sensationelle Idee und wir waren alle direkt Feuer und Flamme. Am frühen Abend mit einer Billig-Airline hin, feiern und am nächsten Morgen wieder zurück. Tolles Wetter, grandiose Diskotheken und keine Zeugen.

Zugegeben nicht die günstigste Alternative, aber originell!

Es war gar nicht so einfach, alles unter dem Deckmantel strikter Geheimhaltung zu organisieren, aber es ist uns dennoch gelungen. Ehrlich gesagt habe ich es sogar etwas genossen, Nina anzuschwindeln. Ich meine, wann hat man mal, quasi völlig legal, die Möglichkeit, schamlos zu lügen? Es hätte ja beispielsweise völlig gereicht, Nina zu fragen, ob sie Zeit hat, einen Kaffee mit mir trinken zu gehen. Aber irgendwie erschien mir dies für so ein wichtiges Ereignis zu banal. Also habe ich mir ein Ammenmärchen ausgedacht, welches so albern ist, dass ich schon fast etwas beleidigt war, weil Nina es mir überhaupt geglaubt hat. Bei der spektakulären Jagd auf eine Eintagsfliege bin ich angeblich auf meinen Couchtisch geklettert, welcher unter meinem Gewicht leider zusammen und in tausend Scherben zerbrach. Wundersamerweise waren weder das Insekt noch ich ernsthaft verletzt worden, nur das Möbelstück war beim besten Willen nicht mehr zu retten.

Nina erwartet mich also, als ich sie um 12 Uhr abhole, um mit ihr zu „IKEA" zu fahren. „Geht es dir gut?", fragt sie zur Begrüßung „Klar geht's mir gut!" „Ich mein ja nur wegen Oliv..." „Nina! Ich hab doch schon gesagt, dass ich diesen Namen nie wieder hören will und das Thema gegessen ist!" Schweigend fahren wir los und als ich mich gerade frage, ob ich mich für meinen unangemessen scharfen Tonfall entschuldigen soll, stöhnt Nina genervt: „Da ist es jetzt sicher die Hölle los." „Das will ich doch hoffen!", antworte ich fröhlich. „Ja klar! Was gibt es nach einer ätzenden Arbeitswoche Schöneres, als sich durch ein überfülltes Einrichtungshaus zu kämpfen?" Ich setzte eine schuldbewusste Miene auf, was mir wirklich schwerfällt, schließlich werden wir schon in wenigen Stunden unter dem spanischen Sternenhimmel tanzen. „Warum war deine Woche denn so furchtbar? Die bösen vier K`s?", frage ich teilnahmsvoll. Nina nickt grimmig. „Ohne diese Komplikationen wäre mein Job perfekt." „Und überflüssig", gebe ich geistreich zu bedenken, obwohl ich den Unmut meiner Süßen durchaus nachvollziehen kann.

Das erste K sind Ninas Kunden, die sie als Versicherungskauffrau zu betreuen hat. Die sind natürlich alle total dumm, was man schon daran merkt, dass sie nicht mal wissen, was der „Unterversicherungsverzicht" ist. (Wenn ich irgendwann herausfinde, worum genau es sich dabei handelt, werde ich diese Information umgehend an Sie weiterleiten.)

Was für mich die Nachbarstation ist (der Ort mit der wenigsten Arbeit, den meisten freien Betten und den längsten Frühstückspausen) ist in Ninas Welt das zweite K, ihre faulen und arbeitsscheuen Kollegen.

Das nächste K steht für das Getränk, welches in diesem Büro ausgeschenkt wird und von dem die Chefetage hartnäckig behauptet, es handle sich um Kaffee. (Ich finde ja, dass die Leitung eines jeden Betriebes wissen und berücksichtigen sollte, dass Arbeitsmoral und -eifer der Mitarbeiter stark von dem Konsum hochwertigen Koffeins abhängt.)

Das schlimmste K aber ist Kirsten, Ninas Vorgesetzte. Eine drahtige, rothaarige Person, die vor Energie nur so übersprudelt. Sie lebt nach dem Motto „Probleme sind da, um gelöst zu werden", und es gibt nichts, was sie aus der Ruhe bringen kann. Nina behauptet, ihre Chefin ernähre sich heimlich von Büroklammern und würde nach Dienstschluss auf einem Reisigbesen nach Hause reiten. Ehrlich gesagt, finde ich Kirsten ganz sympathisch, aber da eine Freundschaft gemeinsame Feindbilder braucht, verheimliche ich diese Tatsache besser.

Nina ist so damit beschäftigt, sich über die Hexe aufzuregen, dass sie gar nicht bemerkt, wie ich auf die Flughafenautobahn abbiege. Erst als die Maschinen so nah über uns fliegen, dass der kleine ÖMES zu vibrieren beginnt, bemerkt Nina, dass irgendetwas seltsam ist.

„Steff, warum grinst du eigentlich so dämlich und wo zum Teufel fährst du hin?" „Ich grinse gar nicht dämlich!" Tue ich wirklich nicht! Ich grinse ganz normal! „Willst du deinen neuen Couchtisch direkt in Taiwan kaufen?" „Köln-Bonn fliegt nicht nach Taiwan! Ich muss hier nur schnell was abholen." Unter großem Protest zerre ich meine beste Freundin aus dem Auto und in die Abflughalle. „Was holen wir denn ab? Deine Fluglizenz oder deinen Lebensberechtigungsschein? Ach herrje! Guck mal! Da ist Jule!" Gott sei Dank, ich bin erlöst.

Jule und Nina begrüßen sich, als hätten sie sich seit Jahren nicht gesehen. Sie hopsen herum wie kleine Kinder und zu allem Überfluss zaubert Jule eine goldene Krone aus ihrer Marie-Poppets-Wundertasche, die sie auf dem Kopf der zukünftigen Braut platziert. „Die trägst du, bis wir wieder deutschen Boden betreten!", verkündet Jule kichernd „Dein restliches Kostüm bekommst du später!" „Was habt ihr vor? Wo fahren wir hin? Ich kenne meine Rechte! Ich will sofort meinen Anwalt sprechen." „Schon zur Stelle! Du hast das Recht zu schweigen und zu genießen. Außerdem fahren wir nicht, wir fliegen!" „Biene! Sag bloß, du gehörst auch zu dem Komplott?!" „Eigentlich ist es eher eine Entführung. Steff, hast du Ninas Personalausweis?" „Klar!" „Das fasse ich ja nicht!", stöhnt Nina. „Habt ihr eine Ahnung, wie verzweifelt ich den gesucht habe?" „Ich hab dir ja gesagt, dass er wieder auftauchen wird", feixt Jule. „Also meine Damen, auf zum Check-in."

Zum Glück müssen wir unser Gepäck nicht aufgeben, denn da Jule mir verboten hat, Feuerlöscher oder Rettungsinsel mit an Bord zu nehmen, begrenzen sich unsere Reiseutensilien auf ein paar Kleidungsstücke und Schminkkram.

Biene hakt sich munter bei Nina unter. „Und hast du was bemerkt?", fragt sie interessiert. „Na ja, Steff hat die ganze Fahrt über so schrullig vor sich hin gegrinst und dann noch diese sonderbare Couchtischgeschichte!" Hallo, ich bin anwesend! Nina weiht die Mädels in mein gut durchdachtes Täuschungsmanöver ein und übertreibt dabei maßlos. Die Drei biegen sich vor Lachen und ich verstehe gar nicht, warum. Gut, dass ich eben schon meine Beruhigungstablette gegen Flugangst eingeworfen habe.

Die Dame am Schalter prüft kritisch unsere Tickets. Ihr Blick spricht Bände und sagt so was wie „Das war ja klar, dass die nach Mallorca wollen." „Was führen Sie im Handgepäck?", fragt sie zuckersüß und Jule antwortet: „Handgranaten." Wir brechen in einen spontanen Lachanfall aus, aber die Frau verzieht keine Miene. War wohl nicht witzig. „Nur ein paar Sachen, die Frauen so benötigen", fügt Jule schnell hinzu. „Make-up, Wimperntusche, so Zeug eben." „Tja, das müssen Sie abgeben. Tut mir leid, die Sicherheit geht vor!" Die Schalterfrau deutet auf ein Schild, auf dem ganz genau beschrieben steht, was man mitnehmen darf und was nicht.

126

Handgranaten sind übrigens nicht auf dem Schild. „So ein Unsinn! Oder glauben Sie ernsthaft, ich könnte jemanden mit einem Lippenstift erstechen?" „Wir haben Regeln und wenn Ihnen die nicht passen, sollten sie den Wasserweg nach Palma in Erwägung ziehen." Ich bin sofort von dieser Alternative überzeugt, aber die Mehrheit ist dagegen, die Schattenseiten der Demokratie. Notgedrungen entleeren wir unsere Handtaschen und trennen uns von liebgewonnenen Besitztümern. Mein sündhaft teurer Mascara landet in einer gelben Kiste zwischen drittklassigen Handcremes und Nagelfeilen. So eine Schande! Ich finde ja, es sollte mindestens zwei Kisten geben! Eine für billige, Ramschwaffen wie No-name Gesichtscreme und eine Weitere für edles, wertvolles Gefahrengut wie meine Wimperntusche für 24,99 Euro.

Erwähnte ich meine schreckliche Flugangst schon? Ja ich weiß, das sicherste Verkehrsmittel seit Erfindung des High-Heels, aber mal ehrlich, haben Sie nicht auch ein flaues Gefühl im Magen, wenn die Maschine den Bodenkontakt verliert? Es ist der Moment, in dem einem schlagartig klar wird, dass es kein Zurück gibt und man erst wieder aussteigen kann, wenn die freundliche Stewardess sagt „Wir haben Sie sehr gerne betreut und hoffen, Sie hatten einen angenehmen Aufenthalt an Bord."

Ich finde, ein erwachsener Mensch sollte selbst entscheiden, wann es Zeit ist zu gehen, egal, wo er sich gerade befindet. Es sei mal dahingestellt, ob es ratsam ist, in einem Zug die Notbremse zu ziehen oder von einem Kreuzfahrtschiff ins eiskalte, haifischverseuchte Meer zu springen, aber man hat zumindest theoretisch die Wahl. Aber aus einem fliegenden Airbus? Da kommt man nur raus, wenn jemand anderes bestimmt, dass man nun aussteigen darf, weil die „endgültige Parkposition erreicht ist", oder dir mit den Worten „ein bisschen Schwund ist immer", einen Fallschirm umschnallt. Leider weißt du nicht, wie er funktioniert, weil du, dank Valium, bei den

Sicherheitshinweisen schon etwas benebelt warst.

Ist das Ding dann einmal in der Luft, verkrieche ich mich resigniert in den Sitz und denke reumütig an meinen heiligen Schwur, nie wieder und unter keinen Umständen ein solches Monstrum zu betreten. Man darf sein Glück ja auch nicht herausfordern oder überstrapazieren.

Minimal verkrampft sitze ich also in der Höllenmaschine und starre aus dem winzigen Fenster. „Noch kannst du raus!" Jetzt ist es soweit, ich höre Stimmen! Aber als ich mich umdrehe, muss ich erkennen, dass dieser Kommentar von Jule stammt und nicht aus meiner Phantasie. Schade, akute Schizophrenie wäre ein gutes Argument für eine überstürzte Flucht gewesen! „Schreibst du deinem Oliver?" „Was muss ich tun, damit ihr mich mit diesem Thema in Ruhe lasst?" „Darüber reden! Deine merkwürdige Verdrängungstaktik ist doch bescheuert!", behauptet Jule unverblümt. „Danke für den Hinweis, du geiles Bildluder von Seite zwei!" „Da bin ich drüber weg. Nächstes Jahr bekommst du den Pokal zurück. Du musst das Handy jetzt eh ausmachen. Die Stewardess schaut schon ziemlich genervt in unsere Richtung." „Okay" ist das Einzige, was ich noch von mir geben kann, denn das Flugzeug begibt sich soeben auf die Startbahn. Für gewöhnlich schweige ich beim Fliegen dramatisch vor mich hin. Zwanzigmilliarden Meter über dem Meeresspiegel - gefangen in einem Blechkasten - da blockiert die Panik mein Sprachzentrum! Wenn ich doch wenigstens den Handfeuerlöscher mitgenommen hätte! In der Vergangenheit fand sich immer ein sensibler Sitznachbar, der meine Hand hielt oder mir beruhigend über den Kopf streichelte. Leider muss ich feststellen, dass Jule den Ernst der Lage völlig verkennt. Wir sind schon über Frankreich, als ihr auffällt, dass ich seit geraumer Zeit nicht gesprochen habe. Jetzt ist es leider vorbei mit dem stillen Selbstmitleid. Jule hat ein Ziel! Leider gehört sie zu der hartnäckig und ehrgeizigen Sorte Mensch und die sollten nie andere Ziele verfolgen als man selber. Da hat doch so ein inkonsequenter und sprunghafter Charakter wie meiner keine Chance! Denn, obwohl ich mich anfangs schlafend stelle, dann taubstumm und am Ende sogar meinen eigenen Tod vortäusche, versucht Jule, mich mit allen möglichen Tricks zum Sprechen zu bringen. Erst probiert sie es mit Logik. Das beleidigt mich ein bisschen, ich finde, meine Freundin sollte mich besser kennen! Der zweite Anlauf lässt sich wohl grob dem Humor zuordnen, aber könnten Sie über einen Witz lachen, der mit „Gehen zwei Zahnstocher über die Straße", anfängt? Bei einer geschätzten Herzfrequenz von 400! Zumindest Jule findet's witzig und läuft zur Höchstform auf. Sie zückt ihre Digi-Cam und beginnt mit dem Fotoshooting:

Verängstigte Steffi mit offenen Augen.

Verängstigte Steffi, die den korrekten Sitz ihres Sicherheitsgurtes kontrolliert.

Verängstigte Steffi mit geschlossenen Augen.

Aggressive Steffi, die mit der Bildzeitung nach Jule schlägt.

Genervte Steffi, die versucht, ihren Kopf in der Kotztüte zu verstecken.

Schicksalsergebene Steffi, die während der Landung ängstlich aus dem Fenster sieht.

Ganz großes Kino!

Am Flughafen in Palma angekommen, rennen wir erstmal gegen eine Wand aus Hitze. Die Mädels sind völlig erschlagen von den subtropischen Temperaturen, denen wir urplötzlich ausgeliefert sind. Während nun die anderen zunehmend stiller werden, brabbel ich munter darauf los. Schließlich habe ich viel nachzuholen und man weiß ja nicht, ob die Stimmbänder vielleicht bleibende Schäden davontragen, wenn sie zu lange nicht benutzt werden. Die Drei nennen das „launisch", ich nenne es Prophylaxe!

Punkt eins des Ninabespaßungsprogramms lautet „einheimische Delikatessen verspeisen". Im Flugzeug gab es leider nur Kaugummi in Brötchenform und das stellt keine ausreichende Grundlage für den zweiten und letzten Tagesordnungspunkt dar.

Wir kehren also in einem echten, spanischen Lokal mit gelbem M ein, um die dortigen Spezialitäten zu kosten. „Was habt ihr nach dem Essen geplant?", fragt Nina, nachdem sie ihren Burger verdrückt hat. „Wir haben eine Inselrundfahrt gebucht, die uns an allen kulturellen Sehenswürdigkeiten vorbei führt", antwortet Biene fröhlich. Entsetzt starrt Nina uns an und Jule verschluckt vor Lachen fast ihren frittierten Hähnchenflügel. „Schätzchen, wir sind auf Mallorca! Was werden wir hier wohl machen?" „Du wirst dir noch wünschen, es wäre die Inselrundfahrt." Vielsagend zieht Biene die Augenbrauen hoch. Ängstlich sieht Nina in die Runde. „Sagen wir mal so: Deine erste Aufgabe kann man getrost als Dienst an der Menschheit bezeichnen." Grinsend zaubere ich die teure Duty-Free-Sonnenmilch aus meiner Handtasche. „Wer will schon abends in der Disko krebsrote, verbrannte Typen sehen?"

Nina schmiert also am Strand ausgewählte Männer mit Sonnenmilch ein. Diese freuen sich und sparen nicht mit anzüglichen Anspielungen: „Tiefer, fester, soll ich dich mal einreiben?!" Der Mann an sich ist einfach originell! Jule fotografiert fleißig und es ist für uns alle ein tierisches Vergnügen – die Hauptperson mal ausgenommen. „Wie viele muss ich noch einreiben? Meine Hände sind schon ganz matschig!" „Bis die Creme leer ist!", behauptet Biene erbarmungslos. „Und danach musst du diesen Ramsch hier verkaufen!", sie zieht eine Plastiktüte mit lauter buntem Krempel aus ihrem Rucksack. Nina verdreht die Augen. „Wir wollen dich nur auf die Strapazen der Ehe vorbereiten", ruft Biene motivierend. „Mit Sonnenlotion und Ramsch!?", fragt Nina zweifelnd. „Keine Zeit zu quengeln. Du hast ja noch ein paar Aufgaben vor dir."

Nachdem wir uns den Sonnenuntergang am Strand

angesehen haben, machen wir uns auf in die angeblich "angesagteste Diskothek" der Insel. Für schlappe acht Euro bekommt jede von uns drei Freigetränke und einen riesen Strohhut.

Der Abend verläuft großartig! Gemeinsam mit den Mädels kreische ich im Fünfminuten Takt: „Ahhh, das ist mein absolutes Lieblingslied!!!! Lasst uns tanzen!" Wir stürmen die Tanzfläche und bewegen uns *total* elegant und rhythmisch. Wir pausieren nur um Hochprozentiges in uns hineinzuschütten. Ist schließlich keine Kaffeefahrt, sondern ein Junggesellenabschied!

Und dann, wie aus dem Nichts, taucht er auf! Ich traue meinen Augen kaum! Da steht Colin Farrel. Na ja gut, noch zwei Wodka-O und der Typ an der Bar hat eine entfernte Ähnlichkeit mit ihm. Die Haare sind etwas heller und die Statur stimmt auch nicht so ganz, aber seine Augen sind braun. Glaub ich zumindest. Das Colin Farrel-Double grinst süffisant in meine Richtung und da hinter mir keine heißen GOGO-Tänzerinnen stehen, besteht die naive Hoffnung, dass es sich um einen Flirtversuch handelt, der an meine Person adressiert ist. Ich lächel', wie ich hoffe, kokett zurück und das Unglaubliche passiert, er kommt auf mich zu! Jule kreischt in ihrer gewohnt unauffälligen Art „Der ist süß. Schnapp in dir!", und unter dem unfeinen Gegröle der Mädels schleift er mich mit sich zur Theke.

Wir unterhalten uns angeregt, was bedeutet, dass ich lache, während er versucht, mich mit Worten zu bezirzen, die ich leider nicht verstehe und grob für Englisch halte. Wäre schon nett zu wissen, was er da so vor sich hin brabbelt, während er seinen Arm um mich legt und mich aus Mallorcas angesagtester Diskothek raus zum Strand führt. Der Alkohol drückt wohl auf mein Fremd-sprachenzentrum, denn die mühsam erlernten englischen Vokabeln wollen mir einfach nicht einfallen. Doch – Überraschung - er scheint gar nicht reden zu wollen und noch bevor mein geringes Restgehirn einen adäquaten

Einwand wie „Schpinnst du jetscht total?!" vorbringen kann, stehe ich auch schon knutschend irgendwo am Balneario 6. Ach ja, wie schön und so romantisch... brauche gar keinen Chris oder Oli .. wenn der Kerl nur nicht so komisch küssen würde, das Meer plätschert friedlich... na, der ist sicher Single bei der stümperhaften Kusstechnik... die Sterne funkeln... was macht er da nur Seltsames mit seiner Zunge... ein wundervoll lauer Wind weht um mich... Moment mal! Das ist nicht der Wind! Wo wandert denn seine Hand da gerade hin? Na, so geht es aber nicht! Wir sind hier schließlich nicht im Streichelzoo! „Hey, dasch geht mir ein bisschen zu schnell", nuschele ich, während Colin unbeirrt meinen Mundraum erforscht. Hört der schlecht? Ach ne, der versteht mich ja nicht! Ich schubse ihn etwas von mir weg und schüttle sehr britisch den Kopf. Warum guckt der denn jetzt so beleidigt? Ach, das ist mir zu blöd, ich bin zu betrunken, um auf die Gefühle anderer Menschen einzugehen. Besser, ich versuche meine Reisegruppe wieder zu finden, denn ein Taxi von Palma nach Köln ist sicher teuer.

Als ich mich umdrehe und weggehe, ruft er mir noch „Bitch" hinterher - na dafür reichen meine Fremdwörterkenntnisse gerade noch! So ein Schwein! Und den hätte ich vor fünf Minuten noch ohne zu zögern geheiratet. Was für ein Glück, dass wir für Ninas Junggesellenabschied nicht nach Las Vegas geflogen sind.

Kopfschüttelnd stolpere ich zurück in Richtung Disko, um den Mädels von meinem Erlebnis zu berichten. Auf die heftige Bewegung meines Schädels hätte ich besser verzichten sollen oder auf die letzten drei Wodka-O`s. Ich lächle den Türsteher noch freundlich an, bevor ich mit den jämmerlichen Resten meines Mittagessens seinen Eingangsbereich markiere. Schon gut, dann warte ich halt draußen. Toll, den Gratishut hab ich auch verloren. Was für'n Abend ...

Wenn man die Fähigkeit des positiven Denkens beherrscht,

kann man jeder Sache etwas Gutes abgewinnen.

Der gestrige Rückflug gestaltete sich für mich völlig problemlos. Keine Panikattacken, keine Ängste, keine Fotos. Nur Kopfschmerzen und Nachdurst. Aber was für einer! Gut, dass man in Flugzeugen kostengünstig 0,2 Liter Getränke für schlappe 6,50 Euro erwerben kann.

Alles in allem war es dennoch ein schöner Kurztrip und ein toller Abschied. Nicht nur von Ninas Freiheit, nein, auch von alten, schlechten Gewohnheiten und einem gewissen inneren Schweinehund, denn heute ist der erste Tag meines neuen Lebens! Alles wird jetzt besser werden, denn in die andere Richtung ist ja auch kein Spielraum mehr.

Schluss mit Männern, die mir mit ihren Lügen rücksichtslos das Herz brechen! Ab heute bin ich sportlich. Sport ist ein guter Freund! Er ist ehrlich, denn du weißt von Anfang an, dass du nicht die Einzige für ihn bist.

Außerdem habe ich mal gehört, dass körperliche Aktivität dabei behilflich sein soll, negative Erfahrungen zu verarbeiten. Und davon habe ich ja wohl genug!

Wie vorausschauend ich vor einem halben Jahr war, als ich diesen Probetermin vereinbart habe. Ob ich wohl unbewusst gespürt habe, dass dies ein strategisch günstiger Zeitpunkt sein wird?

Ich habe mich für ein Studio entschieden, welches mit einer fröhlichen Frucht als Maskottchen wirbt. Das wirkt so erwachsen. Ich schnappe mir also meine Trainingstasche (Ja, sogar ich besitze ein solches Exemplar) und schwinge meinen bald sportlichen Körper (wie ich hoffe) in meinen sportlich wirkenden ÖMES und düse sportlich davon. Tolles Gefühl, so aktiv zu sein! Aber in solchen Momenten ruft natürlich keine meiner unzuverlässigen Freundinnen an, um sich spontan mit mir zu verabreden. Sehr schade, denn den Satz „Sorry Schätzchen, bin gerade auf dem Weg zum Training", wollte ich immer schon mal ins Telefon flöten.

Siegesgewiss betrete ich mein neues, zweites Zuhause. „Ich

bin Steffi und würde gerne ein Probetraining machen", sage ich zu dem Muskelpaket am Eingang. „Is ja`n Ding", antwortet dieser und geht an mir vorbei ins Freie. Sehr nettes Klientel. „Vielleicht kann ich dir helfen." Ein Typ, auf dessen Rücken TRAINER steht, lächelt mich freundlich an. Er sieht einfach nur scharf aus und ich bin sicher, dass er mir helfen kann. „Ich bin Ben. Hast du in letzter Zeit regelmäßig Sport getrieben?" „Klar!" (Treppensteigen und Patientenweitwerfen zählt ja schließlich auch.) „Was hast du denn gemacht?" „Äh Joggen?! Ach ja und Badminton." „Sehr gut, dann müssen wir ja nicht bei Null anfangen. Was ist denn dein Ziel?" Mein ZIEL? Antwort A: Prophylaktisch, um keinen Amoklauf hinzulegen. Antwortmöglichkeit B: Ich will auch Obst werden oder doch lieber Antwort C: Alle coolen Leute machen das und ich will auch sooo gerne cool sein. So liebe Steff, jetzt musst du dich entscheiden. Hilflos sehe ich mich in dem Laden um. Was für Ziele kann man denn sonst noch haben? Aber keine Panik! Mein neuer Coach hat die richtigen Lösungsmöglichkeiten parat. „Willst du abnehmen oder Muskeln aufbauen?" Komisch, ich dachte, da bestände ein direkter Zusammenhang! Verwirrt sehe ich Mister Ichkannjedehaben an. „Gut, wir schauen dann erst mal, wie fit du bist. Ich zeig dir die Umkleidekabinen und dann geht's los." Waaas??? Gibt's vorher nicht mal einen anabolikaversetzten Kaffee?

Missmutig erklimme ich, mit Ben an meiner Seite, die dritte Etage und bin natürlich schon völlig erschöpft, bevor ich mein Sportdress überhaupt angezogen habe. Ben deutet auf die Tür mit der Aufschrift „Damen" und erleichtert verschwinde ich dahinter und tanke lebensnotwendigen Sauerstoff. Als ich endlich wieder normal atmen kann, stelle ich mit blankem Entsetzen fest, dass die Umkleide voll ist mit schlanken, schönen Frauen und ich frage mich unwillkürlich, ob es vielleicht irgendwo eine zweite für durchschnittlich aussehende Menschen wie mich gibt.

Schnell schlüpfe ich in meine Sportklamotten. Auch damit hebe ich mich von der Masse ab. In meinem jugendlichen Leichtsinn hielt ich ein einfaches T-Shirt kombiniert mit handelsüblichen Jogginghose für das geeignete Outfit. Weit gefehlt! Die modebewusste Frau von heute trägt zum Schwitzen unten rum Hotpants und eine Art Taschentuch im Brustbereich. Klar, man soll den Effekt schließlich sehen, denke ich mir, und verlasse die Kabine, bevor mich jemand rausschmeißt. Ben wartet schon auf mich, lässig an ein Laufband gelehnt. „Hier kannst du dich schon mal aufwärmen, reichen dir zehn Minuten?" Ob mir zehn Minuten reichen? Wofür? Um tot von dem Ding runterzufallen? Ja, ich denke schon! Ich nicke benommen und klettere auf das moderne Foltergerät. Mein persönlicher Sadist zeigt mir, wie ich die Wattzahl erhöhen kann und überlässt mich dann diskret meinem Schicksal, ohne mich auf die Notausgänge hinzuweisen. Ich laufe los und versuche es mit Selbstmotivation: „Du schaffst das Steff!" 18 Sekunden „Na also, es geht doch!" 25 Sekunden „Na siehst du, schon fast ne ganze, halbe Minute!" 29 Sekunden „Du musst dich nur erst einlaufen, dann kommt der Rest von ganz alleine." 39 Sekunden „Verdammt, wie geht die Wattzahl denn wieder runter?" 44 Sekunden „Das kann doch nicht gesund sein!" 58 Sekunden „Scheiß Idee!" 59 Sekunden „Verdammt, ich bin in meinem ganzen Leben gut ohne Sport ausgekommen, warum muss ich jetzt damit anfangen?" 1 Minute 12 Sekunden „Durst!" Zeitanzeige verschwommen. „Seitenstechen!" Kein Interesse mehr an Zeitanzeige. „Akute Luftnot!" Kein Interesse mehr an gar nichts! Laufen, nur noch laufen, nicht denken, nicht fragen, laufen, immer weiter und weiter. Meine Beine bewegen sich und mein Leben zieht an mir vorbei. Kindheit, Christian, Salz und Pfefferständer, pinkes Reisetaschenmonster, Oli und seine brünette Verlobte... Plötzlich hört der Boden unter meinen Füßen auf sich zu bewegen und ehe ich begreife, was passiert ist, steht auch schon wieder Ben an meiner Seite, der mir erklärt, ich sei nun aufgewärmt und wir könnten nun mit dem Training beginnen. Beginnen? Was meint er nur damit? Willenlos folge ich ihm zu den Geräten und setze mich seinen Anweisungen folgend an die Apparate. An dem einen soll ich mittels der Kraft meiner Oberschenkel Gewichte, die einem Häuserblock entsprechen, bewegen - an einem anderen trainiere ich etwas, was ich bis dahin für einen Mythos hielt, den Brustmuskel. Mein Körper wird gedehnt, gestretcht und frittiert. Irgendwann beschließt mein Fitnessfolterer, dass ich nun fertig bin und er schickt das, was von mir übrig ist nach Hause. Natürlich nicht, ohne mir den Vertrag unter die Nase zu halten, welchen ich brav unterschreibe. Zum Abschied teilt er mir noch mit, dass wir noch sehr viel Arbeit vor uns haben und ich lange nicht so fit bin, wie ich behauptet habe. Ach ne!

Auf dem Heimweg gibt ÖMES ungewöhnliche, surrende Geräusche von sich, die ich grob als Anteilnahme interpretiere. Braves Auto.

Mir tut alles weh! Alles! Aber ich habe das gute Gefühl, dass Sport meinen Verdrängungsprozess positiv unterstützt! Und angerissene Muskelstränge lassen sich sicher problemlos mit Alleskleber reparieren. Also fahre ich wieder ins Fitnessstudio und am Tag danach auch. Ich bin beeindruckt von meiner Konsequenz und darf mit Stolz behaupten, dass sich schon erste Fortschritte in Puncto Kondition erkennen lassen. Ben findet das auch. Obwohl er nichts gesagt hat, bin ich ganz sicher, dass ich eine gewisse Bewunderung für meine Leistungssteigerung in seinen Augen erkennen konnte.

ÖMES gibt weiterhin seltsamen Laute von sich und so beschließe ich, in meiner unendlichen Weitsicht, dass ich das nicht länger ignorieren sollte.

Am nächsten Tag also bringe ich brav ÖMES in die

Werkstatt und erfahre, dass irgend so ein Teil nicht mehr richtig funktioniert. Das Teil ist aber „total wichtig" und es wäre „völlig verantwortungslos" wenn man so, also mit defektem Teil, weiter am Straßenverkehr teilnehmen würde. Und weil das so ist, macht der ÖMES auch so seltsame Geräusche. So oder so ähnlich hat mir das der Werkstattfritze erklärt und ich habe das auch total verstanden: Es wird teuer. Und als ob das nicht schon schlimm genug wäre, bedeutet es, dass ich mich mit öffentlichen Verkehrsmitteln fortbewegen muss. Juhu! Zusammengepfercht mit wildfremden Menschen in einer stickigen Blechdose. Wer braucht da noch Survivaltraining? Immerhin kann ich ÖMES noch am gleichen Tag wieder abholen. Das liegt wohl daran, dass der Werkstatttyp, nachdem ich die Rechnung bezahlt habe, auf den Bahamas wohnen kann! Trotzdem hab ich nicht damit gerechnet, dass es so schnell geht. Ein halber Tag ohne Auto, das wird ja wohl machbar sein!

Ich mache mich also auf zur Straßenbahnhaltestelle und finde diese auch auf Anhieb. Fachmännisch untersuche ich den roten Fahrscheinautomaten. In Sekundenschnelle habe ich mein Ticket gelöst – na, das war ja einfach! Die digitale Anzeige informiert mich darüber, dass mein gewünschtes Verkehrsmittel in 3 Minuten einfährt. Vielleicht sollte ich öfter mit der Bahn fahren. Das ist so viel umweltfreundlicher und sicher auch günstiger, zumindest auf Dauer. Noch 2 Minuten. Und ich muss mich nicht ständig über den Verkehr aufregen und minimiere somit mein Herzinfarktrisiko. Das sind doch drei wirklich gute Gründe. Noch 5 Minuten. Ich könnte während der Fahrt lesen oder telefonieren und würde dabei sogar noch Zeit sparen. Noch 8 Minuten. Oder ich.... Häää? Acht Minuten? Waren es nicht eben noch zwei? Ist die Bahn etwa unbemerkt an mir vorbeigedüst? Nein, kann nicht sein. Die anderen Bahnkunden stehen ja auch noch hier. Verunsichert betrachte ich die automatische Anzeigetafel, auf der man inzwischen lesen kann, dass die Bahn in 9 Minuten ankommt. Laufen hier die Uhren rückwärts? Es gehört wohl doch mehr zum Bahnfahren, als mit so einem blöden Ticketautomaten fertig zu werden! Die Anzeige ändert erneut den Text und nun kann ich, der umwelt- und preisbewusste Bürger, das einfache Wort „entfällt" lesen. ENTFÄLLT? Versteh ich nicht. Heißt das, die Bahn ist in ein Zeitloch gefallen und fährt nun in den Siebzigern herum? Oder hat sie es sich auf halber Strecke anders überlegt und ist nun auf dem Weg in die Karibik? Erneute Information auf der Anzeige: Die nächste Bahn fährt planmäßig in 19 Minuten. Unfassbar! Neunzehn Minuten! Da kann ich ja zu Fuß gehen und bin schneller! (Irrwitzige Idee! Zu Fuß! Ha, ha!) Abgesehen davon, die glauben doch nicht ernsthaft, dass ich in so ein Teufelsgerät einsteige! Was ist, wenn ich drinsitze und das Ding fährt in ein schwarzes Loch? Dann ist das Einzige, was von mir übrigbleibt, ein kurzes „entfällt" auf einer Anzeigetafel in der ehemaligen Bundeshauptstadt. Nein, danke. Ich ruf mir lieber ein Taxi.

Als ich 12 Euro und 70 Cent später Nina im Café gegenübersitze und meine Horrorbahngeschichte erzähle, ernte ich bloß ein lahmes: „Steff, du weißt schon, dass das Unsinn ist, oder?" Ich beschließe, dass es unnötig ist, darauf zu antworten und studiere stattdessen aufmerksam die Getränkekarte, die ich natürlich auswendig kenne. Zur Abwechslung entscheide ich mich mal für einen Riesenbecher Kaffee. „Hast du die Bilder von Mallorca dabei?" „Oh, die sind gruselig!", behauptet Nina und zum Beweis legt sie ein Fotoalbum auf den Tisch. „Meine Güte, du bist unheimlich! Kein Mensch klebt Urlaubsfotos ein. Und schon gar nicht so zeitnah!" Nachdem ich alle Bilder begutachtet habe, komme ich zu dem Schluss, dass es selbst von mir günstigere Fotos gibt. Ninas freundliches Angebot, desaströse Abzüge von desaströsen Originalen zu erhalten, lehne ich dankend ab. Da ist ja sogar meine Erinnerung schöner. Bleibt zu hoffen, dass Braut und Trauzeugin auf den eigentlichen Hochzeitsfotos vorteilhafter aussehen werden. Das zukünftige Ehepaar ist übrigens optimistisch, dass das große Ereignis wie geplant stattfinden kann. Man konnte sich, wider Erwarten, mit dem Koch auf ein Menü einigen, der Pater verzichtet inzwischen auf intime Fragen und die von Jule empfohlene Liveband ist erstklassig und wurde engagiert. Neue Katastrophen sind zurzeit nicht in Sicht und man sieht der Veranstaltung gelassen entgegen.

„Was ist eigentlich mit diesem Oliver?", fragt Nina plötzlich. Ich bin überrumpelt von diesem rasanten Themenwechsel. „Was soll mit dem sein?" „Na ja, wenn du ihn mit zur Hochzeit bringst, müsste ich das langsam mal wissen." Dämlicher als in diesem Moment kann ich glaube ich gar nicht gucken. „Meldet er sich noch?", hakt Nina nach. „Ja - fast täglich, aber ich will nicht mit ihm reden." „Warum hörst du dir nicht an, was er zu sagen hat?" „Warum sollte ich?", ich bin irritiert. „Was könnte er schon sagen, was die Situation erklären würde? Ich bin es leid, dass Männer mich verarschen und belügen!" „Weißt du Süße, manchmal muss man seinen Stolz hintenanstellen. Deinen Traumprinz auf einem weißen Schimmel, der dich rettet aus dieser bösen Welt, den gibt es vielleicht nicht." „Ich will doch gar keinen Traumprinzen! Ich will einen normalen Typen! Mit legalem Job, der mich nicht anlügen und..." „Ja, ja, ich weiß, er soll Zähne im Mund haben. Denk mal darüber nach, wie unfehlbar du bist und was du von den Menschen in deinem Umfeld erwartest." Dann nimmt Nina plötzlich meine Hand und mit liebevoller Stimme sagt sie: „Steff, manchmal muss man die Dinge auf sich zukommen lassen, auch ohne Schutzhelm." „Ja, finde ich auch. Kommt zum Beispiel besonders gut bei fahrenden LKWs oder hungrigen Krokodilen." „Ich will damit doch nur sagen, dass es sich manchmal lohnt, über seinen Schatten zu springen." „So wie du mit deinem perfekten Freund? Oder so wie Sophia, die ihrem Kerl verzeiht, dass er sie betrogen hat?" „Ja! Steff, das Leben ist nicht schwarz/weiß." Nachdenklich mustert Nina mich und fügt dann hinzu: „Außerdem ist Paul nicht perfekt. Er ist manchmal zickig wie ein kleines Mädchen und beim Sex macht er dieses komische Gesicht..." Nina zieht eine Grimasse und gibt seltsame Grunzgeräusche von sich. Ob ich will oder nicht, ich muss lachen. „Ehrlich? Warum hast du mir das nie erzählt?" „Lass mal kurz überlegen... Loyalität dem Partner gegenüber? Nein. Ich schätze, es war mir peinlich." Nina grinst verschmitzt. „Süße, das ist ja ganz amüsant, aber es ist wohl nicht das Gleiche. Er betrügt seine Freundin mit mir. Was gibt es da noch zu reden?"

Nach dem seltsamen Gespräch mit Nina hole ich ÖMES in der Werkstatt ab. Er ist wieder ganz gesund und der Mechaniker wünscht mir süffisant grinsend noch einen wunderschönen Abend. Überhaupt sind die Männer in der Werkstatt alle sehr freundlich. Sie lächeln mich an und der eine zwinkert mir sogar zu! Mein neuer Pulli kommt wohl noch besser an, als ich dachte. Das tut meinem Selbstbewusstsein wirklich gut und voller Elan fahren ÖMES und ich, wie mittlerweile jeden zweiten Tag, zum Fitnessstudio. Mein Drillinstructor Ben vertraut mir seit neustem schon so sehr, dass er mich alleine an die Geräte lässt. Brav beginne ich in dem überfüllten Laden mit meinem Aufwärmtraining. 25 Minuten Crosstrainer. Kein Ding für mich! Mit stolzgeschwellter Brust beginne ich zu laufen. Sport ist wirklich eine tolle Sache. Wer hätte gedacht, dass an dem Gerücht mit der Endorphin-ausschüttung wirklich was dran ist?! Schon Halbzeit. Ich bin wirklich gut! Und schon ganz schön fit für die kurze Zeit. Während ich mit Laufen und Selbstbeweihräucherung beschäftigt bin, entweicht mir plötzlich ein kleiner Pups. Erschrocken halte ich inne. Aber ich hab den Pups nicht gehört. Dann kann das Mädel im rosa Sportdress links neben mir auch nichts gehört haben. Verstohlen schiele ich nach rechts zu dem attraktiven Typen, der sich auf dem Fahrrad abstrampelt. Auch er tritt unbeirrt weiter in die Pedale und ich tue es ihm erleichtert gleich. Da entweicht mir noch ein lautloser Pups. Scheiß Kohlsuppe! Aber so lange ich nichts höre, merkt ja keiner was, denke ich gelassen und laufe weiter. Ohne Geräusch kann man den leicht fauligen Geruch schließlich niemandem zuordnen. Abgenommen hab ich auch schon. Drei Kilo! Und wieder verlässt ein Lüftchen meinen Darm und schlagartig wird mir auch klar, warum ich die vorangegangenen nicht gehört habe, so mit MP3-Player im Ohr... Knallrot und beschämt verlasse ich fluchtartig den Crosstrainer und erkläre das Training für heute für beendet. Ich verstecke mich geschlagene 40 Minuten unter der Dusche, bis ich mich traue, das Center zu verlassen. Wie praktisch wäre jetzt eine steffikopfgroße Papiertüte, aber ausgerechnet heute habe ich keine dabei. Egal, das war eh mein letzter Besuch hier.

Als ich abends im Bett liege, ist mir die Sache immer noch unglaublich peinlich und es versteht sich ja von selbst, dass ich das niemals irgendjemandem erzählen werde. Nicht mal unter Folter oder im Vollsuff. Um mich abzulenken, denke ich nochmal über Ninas Worte nach. Wie kommt sie nur auf die Idee, meine Erwartungshaltung sei zu hoch? Es ist doch völlig klar, dass Oli ein Schwein ist und ich, das naive Blondchen, auf ihn reingefallen bin. Zum Glück ist alles rausgekommen, bevor ich mit ihm geschlafen habe. Ich gehöre nämlich zu den Frauen, die nach dem Sex eine plötzlich auftauchende, tiefe emotionale Bindung zu dem jeweiligen Typ verspüren. Ob ich will oder nicht, ich frage mich dann, ob der Kerl auch warm genug angezogen ist und genug gegessen hat. Zum Glück muss ich das nicht und kann stattdessen an etwas Schönes denken. Zum Beispiel an meine bevorstehende Frühschicht. Juhu!
„Was fürn Dienst!", stöhnt Maike genervt. „Einer, nach dem man sich am liebsten vollaufen lassen würde",

antworte ich und Maike nickt zustimmend. „Warum eigentlich nicht? Hast du schon was vor?" Es ist zwei Uhr Mittag. Genau die richtige Zeit, um sich mit Gintonic abzuschießen. Ich zögere ein wenig bei dem Gedanken daran, dass ich den Gin auf dem Laufband wieder abtrainieren muss. „Heute ist blöd! Ich bin mit dem Auto da.", „Was für ein Argument. Du kommst doch immer mit dem Auto!" Da hat Maike Recht. Außerdem ist meine Sportkarriere ja seit gestern unweigerlich beendet. „Na gut, dann lass ich es halt hier stehen. Aber dann muss ich noch umparken."

Maike sieht mir skeptisch dabei zu, wie ich ÖMES aus dem absoluten Halteverbot ins normale, halb so teure Halteverbot abstelle. Versteh ich gar nicht. Einparken kann ich ganz gut. „Sag mal Steff, was hast du denn da für einen merkwürdigen Aufkleber auf deinem Auto?" „Ach das", antworte ich. „Das ist nur, weil meine kleine Schwester mich früher immer so genannt hat." „Und ist dir das gar nicht peinlich?", fragt Maike irritiert. „Früher schon, aber jetzt find ich es witzig." „Merkwürdige Art von Humor."

Die Bedienung fragt nochmal nach, als wir hochprozentigen Alkohol verlangen, serviert uns dann aber tapfer unsere Longdrinks. „Hab ich dir schon erzählt, was Wolfi letzte Woche gemacht hat?" Wolfgang ist eine studentische Aushilfskraft, der am Wochenende ein paar Stunden bei uns arbeitet. Die Patienten lieben ihn. Besonders die älteren Damen. Alles, was er dafür tun muss, ist Mann sein. Wenn ich zu einem Patienten sage: „Jetzt stellen Sie sich mal nicht so an!", sitze ich kurze Zeit später in Medusas Büro und darf mein Fehlverhalten rechtfertigen. Wenn aber Wolfi den gleichen Satz zu der gleichen Rentnerin sagt, lächelt diese nur, macht, was er will und nimmt ihn nebenbei noch in ihr Testament auf. Ja, die Welt ist fies und gemein und das Leben ungerecht! Trotzdem sind wir alle froh, wenn Wolfi Dienst hat.

Gerade weil er mit den schwierigsten Kunden klarkommt und ihm immer etwas Witziges einfällt. Seine Scherze sind manchmal etwas makaber, aber wenn sogar die Patienten darüber lachen können, dann dürfen wir das ja wohl erst recht. Ich bin also total gespannt auf Wolfis neuste Aktion.

„Du erinnerst dich doch bestimmt noch an Frau Huber, die mit der Schulterluxation." „Meinst du die, die ständig geklingelt hat wegen nichts?" „Genau die. Am Wochenende hat sie das auch gemacht und Wolfi meinte, er hätte ne super Idee, wie man ihr das austreiben könnte. Er hat sich an die Gegensprechanlage gesetzt und als sie das nächste Mal geklingelt hat, seinen Text runtergerattert: ‚Sie haben soeben zum 50. Mal geklingelt. Ihr Kontingent ist hiermit erschöpft. Jeder weitere Schwesternruf kostet sie ab diesem Zeitpunkt 20 Euro'-" „Ja und hat sie nochmal?" „Nee, danach war sie brav wie ein Lämmchen und auf einmal musste sie auch nicht mehr im Zehnminuten-Takt ihr Kissen ausgeschüttelt bekommen." „Das war aber nicht nett von Wolfi!", gebe ich grinsend zu Bedenken und ärgere mich insgeheim, dass ich noch nie auf so eine Idee gekommen bin. „Das findest du nicht nett? Ich konnte ihn gerade noch davon abhalten, dass er durch die Gegenanlage brummt: Guten Tag! Sie haben den Selbstzerstörungsknopf betätigt. Selbstzerstörung beginnt in 10.,9, 8...." Ob ich will oder nicht, bei der Vorstellung daran muss ich lachen. „Weißt du noch, als du den Praktikanten auf die Nachbarstation geschickt hast, um Zyankali zu leihen?" „Klar! Erinnerst du dich an die Schülerin, die Zahnprothesen putzen sollte und erstmal alle eingesammelt hat?" „Wie könnte ich das vergessen? Ich musste schließlich danach zu den Patienten und ausprobieren, wem welche gehörte!" „Cool war auch der junge Typ, der einen auf super intellektuell gemacht hat und dann auf dem Narkoseprotokoll bei der Frage nach Augenerkrankungen angab: braune Augen!" Die Kellnerin sieht ziemlich genervt aus, als sie unsere leeren Gläser abräumt. So gackernde,

143

angetrunkene Hühner ist sie wohl um diese Uhrzeit nicht gewohnt. „Bitte nochmal das Gleiche", bestellt Maike fröhlich und weiter geht es mit skurrilen Krankenhausgeschichten von der Sorte „man muss wohl dabei gewesen sein." Denn wenn man noch nie selbst mit einer Cortison-Infusion zu einem Patienten gegangen ist, der dann erfreut ausrief: „Schwester! Ist das meine Invasion gegen Permanenthaut?!", findet man das wahrscheinlich nicht so lustig.

Das müssen wir wirklich öfter machen, beschließen Maike und ich angetrunken, und verlassen das Lokal. Schon seltsam, wenn man drei Promille hat und draußen ist es noch hell. Kennt man sonst eigentlich nur von Karneval...

Während Maike von ihrem Freund abgeholt wird, begnüge ich mich mangels eines solchen Exemplares mit einem Taxi. Auf weitere Erfahrungen mit öffentlichen Verkehrsmitteln kann ich nämlich gut verzichten.

Auf der Heimfahrt befindet mein angetrunkener Geist, dass ich wirklich sehr zufrieden bin mit meinem Leben. Ich hab tolle Freunde und Kollegen, eine nette Familie und ich kann mich echt gut leiden!

Ich hasse mich! Warum hab ich nur so verdammt viel gesoffen gestern? Und warum vergesse ich eigentlich immer wieder, wie elend ich mich dann am nächsten Tag fühle? Und ausgerechnet heute kann ich nicht den ganzen Tag faul in meiner Wohnung rumhängen und mich bedauern, nein ich muss zum Sport. Natürlich nicht ins Fitnessstudio, das hat sich ja erledigt. Nein, Nina hat, eigentlich völlig untypisch für sie, Sorge, sie könnte im Hochzeitskleid zu dick aussehen und deshalb will sie unbedingt nochmal Badminton spielen gehen. Als ich mich aus dem Bett quäle, befinde ich, dass ich eine wirklich gute Freundin bin, weil ich das völlig selbstlos für Nina tue. Unter der Dusche fällt mir ein, dass ÖMES nicht wie gewohnt vor meiner Haustür steht, sondern noch vorm

144

Krankenhaus. Großartig! Dann muss ich da ja vorher noch vorbei! Dieser Tag ist wirklich Scheiße!

Nach dem Spiel geizt Nina nicht mit Spott. „Ich denk, du bist jetzt so sporti! Davon merkt man aber nichts!" „Ja, ja, mach dich ruhig lustig über mich! Ich bin ja schon stolz, dass ich nicht kollabiert bin!" „Warum trinkst du auch mitten in der Woche ohne Grund?" Ohne Grund? Was soll das denn heißen? Mir fallen locker 100 Gründe ein! Aber ich bin zu schwach, um mit Nina zu diskutieren und deshalb lasse ich ihre Kritik mal unkommentiert. „Soll ich deine Tasche zum Auto tragen? Du armes, schlappes Mäuschen!" Das prallt alles an mir ab! „Komm, ich schließ dir den Kofferraum auf!" Ich bin ein Eisklotz! Nichts kann mir etwas anhaben! Nach dem blähenden Erlebnis vorgestern bin ich resistent gegen alles. Urplötzlich läuft Nina dunkelrot an, holt tief Luft und bricht vor Lachen auf dem Bordstein zusammen. Was soll das denn jetzt? So witzig ist eine verkaterte Freundin nun auch wieder nicht! „Darf man mitlachen?" Ich bekomme keine Antwort, denn aus Ninas Mund kommen nur noch seltsame Grunzlaute. „Was ist denn so komisch?", frage ich genervt. „Dein Autoaufkleber!", prustet Nina. „Den hast du doch schon 1000 Mal gesehen!", erwidere ich irritiert. Keine Reaktion. „Du weißt doch, dass Sophia das früher immer zu mir gesagt hat." Nina hört gar nicht mehr auf zu lachen und hat schon Tränen in den Augen. Wild gestikulierend zeigt sie auf das Heckfenster von ÖMES und als ich nähertrete, sehe ich, was sie so über die Maßen belustigt. „Das kann doch..... Wie????... verdammte Scheiße...!" „Kein Wunder, dass du denkst, die Leute würden dich freundlich anlächeln, wenn du an ihnen vorbei fährst", prustet sie. Jetzt wird mir einiges klar! Zum Beispiel, warum Maike gestern so komisch auf den Aufkleber reagiert hat! Oder warum der Werkstatttyp mich gefragt hat, ob ich auch mal nen Witz verstehen würde! Klar, hab ich geantwortet, wenn er gut ist!

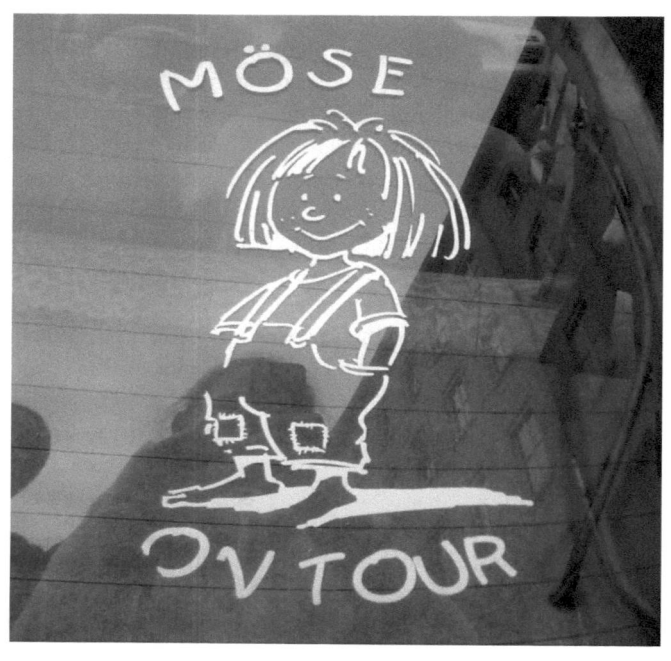

Und wieder bin ich spät dran! So ein verdammter Mist! Ausgerechnet heute! „Sollten wir nicht um 11 Uhr in der Kirche sein? Das ist in 20 Minuten!" Ja, das weiß ich. Ich bin schließlich die Trauzeugin! Ich hab´s ja auch gleich. Ich muss nur noch die Rede suchen, die ich schon vor Wochen geschrieben habe. Da hab ich echt lange dran gesessen, sollte ja schließlich etwas ganz Besonderes werden und nicht zu kitschig. Na ja, ein bisschen kitschig ist sie schon geworden, aber das ist ja auch angemessen für eine Hochzeit. Aber wo habe ich das verdammte Ding denn nur hingetan!? „Das Taxi wartet schon!" „Ich komm ja gleich!" Wo würde ein normaler Mensch denn eine Rede aufbewahren? Genau! In einer Schreibtischschublade. Da ist sie aber nicht! Okay, wo würde *ich* eine Rede aufbewahren? Vielleicht zwischen den alten Zeitungen? Da ist aber auch nix! Nur die Bildzeitung mit Jule auf Seite zwei. Darüber werde ich wohl immer lachen können. „Schatz, wir müssen jetzt wirklich los!" „Ja doch!" Dann muss ich halt improvisieren. Das wird ja wohl kein Problem sein, nach zwei, drei Gläschen Sekt. „Soll ich schon mal vorfahren?" Der ironische Unterton ist mir nicht entgangen. „Sehr witzig. Bin ja schon da."

„Schatz", das bin übrigens ich und das nervige Gedrängel, welches die Suche nach meiner geistreichen Ansprache zusätzlich erschwert, entstammt Olis Kehle.

Ja, der Oliver von Karneval. Nein, ich habe keine Wahnvorstellungen und Ihnen fehlen auch nicht zwanzig Seiten dieses Buches.

Wie es dazu kommt, dass Oli in meiner Wohnung ist?! Na ja, er ist gestern Abend nicht mehr nach Hause gefahren und den Abend zuvor übrigens auch nicht... Das war auch ganz gut so, denke ich, denn er war doch ziemlich erschöpft. Sex ist gar nicht so einfach mit gebrochenem Fuß. Das war zumindest seine Ausrede dafür, dass er so schnell außer Atem war. (Bei mir lief es etwas besser mit der Kondition, aber ich bin ja jetzt sportlich und außerdem hab ich auch keinen Gips.) Und es ist bestimmt auch ganz gut, wenn er eine Krankenschwester in der Nähe hat. Falls er eine braucht. Wegen des gebrochenen Fußes. Nicht, dass es ihm schlecht gehen würde. Nur so zur Sicherheit.

Ach, Sie meinen, wie es überhaupt dazu kommt, dass das hinterhältige Betrügerschwein Oli in meiner Wohnung ist?! Ja also, das war vor zwei Tagen, als ich vom Fitnessstudio kam. Trotz meiner peinlichen, nennen wir es mal flatulierenden Erfahrung, gehe ich da nämlich wieder hin. Ohne MP3-Player versteht sich. Es wäre ja auch totaler Irrsinn wegen so einer Sache meine neu gewonnene Sportbegeisterung an den Nagel zu hängen. Außerdem läuft

147

der Vertrag ein ganzes Jahr. Das wäre ja rausgeschmissenes Geld. Sie haben Recht, ich schweife wieder ab. Jedenfalls als ich zurückkam, da stand er auf der Straße und dann haben wir geredet und jetzt sind wir halt zusammen. Sie finden diese Erklärung zu kurz und unzureichend?!

Na gut, dann will ich etwas ausholen:
Ich kam, wie schon gesagt, gerade vom Sport und war, wie immer, fix und fertig, aber es gab keine peinlichen Zwischenfälle. Als ich mit ÖMES in die Straße zu meiner Wohnung einbog, sah ich Oli vor meiner Tür stehen. Mein erster Impuls war einfach weiterfahren, egal, wohin. Aber vielleicht bewog mich Ninas eindringlicher Vortrag, dies nicht zu tun. Vielleicht war es aber auch der rührende Anblick, wie Oli da stand mit seinen Krücken. Vielleicht war es auch einfach nur, dass ich nicht wollte, dass Oli meinen MÖSE ON TOUR-Aufkleber am Heckfenster sah (den ich dringend abkratzen muss). Auf jeden Fall parkte ich ÖMES fluchend und vorwärts ein. Dann stellte ich den Motor aus und überlegte, was nun zu tun sei. Da klopfte es plötzlich an meinem Fenster. Was blieb mir übrig? Ich stieg also aus und Olis Redeschwall ergoss sich über mir.
„Steffi! Bitte, du musst mir zuhören! Ich kann das alles aufklären. Meine Beziehung mit Verena..." Ah, das Superweib hat einen Namen! „... ich wollte das schon lange tun..." Verena, das klingt schon so perfekt! „...aber du weißt bestimmt, wie das ist. Dann läufts mal wieder besser..." Perfekter Name, perfekte Beine und bestimmt hat die keine Zwangsneurosen „...und man hat einfach nicht den Mut oder die Courage..." Wenn man Verena heißt, demoliert man sicher keine Möbelhäuser oder fährt mit nem Aufkleber „Möse on Tour" durch die Stadt! ...hörst du mir eigentlich zu?" „Ja! Deine perfekte Verlobte hat keine Courage." „Meine perfekte EX-Verlobte. Und so richtig verlobt waren wir gar nicht." „Nicht richtig verlobt, ist das so was wie nicht richtig Single oder ein bisschen

schwanger?" „Oh Mann, wir haben mal darüber gesprochen, aber das heißt doch nichts. Ich kann nicht mehr stehen." „Warum hast du mir nicht gesagt, dass du eine Freundin hast?" „Dann hättest du dich doch nie mit mir getroffen!" „Das ist ja mal eine scheiß Antwort!" „Verdammt, ich wusste doch nicht, was ich wollte. Aber jetzt weiß ich es! Können wir jetzt bitte reingehen und in deiner Wohnung weiterreden, bevor ich umfalle!?"

Viel geredet haben wir dann nicht mehr. „Ex-Verlobte" klang dann plötzlich ganz gut in meinen Ohren. Diesmal war ich natürlich nicht rasiert, aber das ist ja irgendwie immer so. Eigentlich kann man sich ziemlich sicher darauf verlassen, dass man keinen Sex hat, wenn man darauf vorbereitet ist. Der Sache an sich hat es meiner Ansicht nach jedenfalls nicht geschadet. Entweder bemerkte Oli meine leichte Beinbehaarung überhaupt nicht oder er war so taktvoll, diese peinliche Tatsache unkommentiert zu lassen.

Wir verbrachten zwei sehr romantische Tage (und Nächte) im Bett, weil Oli ja noch nicht so gut zu Fuß ist. Er erzählte mir, dass seine Beziehung zu Verena so was wie eine Sandkastenliebe gewesen war. Schon ewig zusammen, aber mit der Zeit entwickelte es sich mehr und mehr zu einem Bruder/Schwesterverhältnis. Keiner von beiden konnte oder wollte das einsehen, bis dann Karneval kam und Oli mich kennenlernte. Da sei ihm klar geworden, dass es so nicht weitergehen könne und was danach passierte, wissen Sie ja jetzt.

Was daraus wird? Ich weiß es nicht! Vielleicht verlässt Oli mich in zwei Wochen, weil er herausfindet, dass ich völlig verrückt bin. Vielleicht ist es aber auch so, wie es in den ganzen Beziehungsratgebern steht: Man muss sich auf den Anderen einlassen, Vertrauen in eine Sache haben und die Dinge einfach auf sich zukommen lassen, auch ohne Schutzhelm.

Ich danke:

PuM, weil Ihr die Besten seid. (und für Doko)

Bolde, weil Du mich, seitdem ich denken kann, zum
Lachen bringst.
Und für die Kartoffel!

Bubi, weil Du nicht der Schmussibuhtyp bist.

Pilz, für Deinen Schutz bei Konsumdemos so Pi mal
Daumen.

dem Kicker. Ohne Dich hätte ich Yvi nie kennengelernt.

Luda, für Milla und Mira und jeden Kalender.

Knut, für Höhen und Tiefen und fürs an mich glauben .

Die Autorin

Enit Reuber, Jahrgang 1978, ist von Beruf Journalistin. Mit ihrem Mann und ihren zwei Kindern lebt sie in Köln und widmet sich - neben ihrer Arbeit - dem Verfassen von Essays und Romanen.